VEGAN KOCHBUCH FÜR ANFÄNGER

Schnelle Und Schmackhafte Rezepte Für Jeden Tag Ink

(Vegetarische Gerichte - Das Große Kochbuch Für Anfänger, Berufstätige Und Familien)

Jessika Naumann

Herausgegeben von Alex Howard

© **Jessika Naumann**

All Rights Reserved

Vegan Kochbuch Für Anfänger: Schnelle Und Schmackhafte Rezepte Für Jeden Tag Ink (Vegetarische Gerichte - Das Große Kochbuch Für Anfänger, Berufstätige Und Familien)

ISBN 978-1-77485-059-6

☐Copyright 2021 - Alle Rechte vorbehalten.

Dieses Dokument zielt darauf ab, genaue und zuverlässige Informationen zu dem behandelten Thema und Themen bereitzustellen. Die Publikation wird mit dem Gedanken verkauft, dass der Verlag keine buchhalterischen, behördlich zugelassenen oder anderweitig qualifizierten Dienstleistungen erbringen muss. Wenn rechtliche oder berufliche Beratung erforderlich ist, sollte eine in diesem Beruf praktizierte Person bestellt werden.
- Aus einer Grundsatzerklärung, die von einem Ausschuss der American Bar Association und einem Ausschuss der Verlage und Verbände gleichermaßen angenommen und gebilligt wurde.
Es ist in keiner Weise legal, Teile dieses Dokuments in elektronischer Form oder in gedruckter Form zu reproduzieren, zu vervielfältigen oder zu übertragen. Das Aufzeichnen dieser Veröffentlichung ist strengstens untersagt und jegliche Speicherung dieses Dokuments ist nur mit schriftlicher Genehmigung des Herausgebers gestattet. Alle Rechte vorbehalten.
Die hierin bereitgestellten Informationen sind wahrheitsgemäß und konsistent, da jede Haftung in Bezug auf Unachtsamkeit oder auf andere Weise durch die Verwendung oder den Missbrauch von Richtlinien, Prozessen oder Anweisungen, die darin enthalten sind, in der alleinigen und vollständigen Verantwortung des Lesers des Empfängers liegt. In keinem Fall wird dem Verlag eine rechtliche Verantwortung oder Schuld für

etwaige Reparaturen, Schäden oder Verluste auf Grund der hierin enthaltenen Informationen direkt oder indirekt angelastet.

Der Autor besitzt alle Urheberrechte, die nicht beim Verlag liegen.

Die hierin enthaltenen Informationen werden ausschließlich zu Informationszwecken angeboten und sind daher universell. Die Darstellung der Informationen erfolgt ohne Vertrag oder Gewährleistung jeglicher Art.

Die verwendeten Markenzeichen sind ohne Zustimmung und die Veröffentlichung der Marke ist ohne Erlaubnis oder Unterstützung durch den Markeninhaber. Alle Warenzeichen und Marken in diesem Buch dienen nur zu Erläuterungszwecken und gehören den Eigentümern selbst und sind nicht mit diesem Dokument verbunden.

INHALTSVERZEICHNIS

KAPITEL 1: SO KLAPPT DER VEGANE MUSKELAUFBAU 1
KAPITEL 2: TIPPS FÜR EINE VEGANE ERNÄHRUNG 4

SPINAT UND ARTISCHOCKEN DIP 9
LECKERE SOMMER-ROLLEN 11
TACOS VEGAN 12
VEGANES TABOULÉ 14
CHIABROT 16
APFELBANANENBROT 17
LEBERWURST 18
SÜßKARTOFFEL TOAST 20
GLUTENFREIE MATCHA-CRÈPES 21
KNUSPER MÜSLI 23
SÜßKARTOFFELSALAT 25
FRISCHKÄSE VEGAN 27
ZIMT UND APFEL HAFERFLOCKEN 29
GNOCCHI MIT RUCOLA UND PINIENKERNEN 30
TOM KHA PAK - THAILÄNDISCHE KOKOSSUPPE 31
FRUCHTIGER ROTKOHLSALAT 33
CHILI SIN CARNE 35
ZUCKERERBSENSUPPE MIT MINZE 37
STREICHKÄSE MIT CASHEW-NÜSSEN 38
SPARGELPFANNE 39
ERDNUSS-KOKOS-TOFU MIT REIS 40
PILZSALAT BOWL 42
MEDITERRANER SALAT 43
SELBSTGEMACHTES GRANOLA 44
PFANNKUCHEN 45
GEMÜSELAIBCHEN 46
SPARGELSUPPE MIT ERDBEEREN UND CHILI 47
SCHMACKHAFTER CHAMPIGNON-REIS 49
SOJAMEDAILLONS MIT BOHNENSALAT 50
SPARGELSALAT 52
BAOZI 53
GRÜNER SMOOTHIE 55
RÖSTKARTOFFELN FÜR FAULE 56
KNOBLAUCHSUPPE 57
KARTOFFEL-SUPPE MIT STEINPILZEN UND ZWIEBEL 58
VEGANES KICHERERBSENCURRY 59

Kokos Bananen Pfannkuchen	61
Gelber Linsen Dal	62
Quinoa- Salat	63
Vegane Avocado-Nudeln mit Cherrytomaten	65
Wirsing-Pizza	66
Für den Belag:	*66*
Gemüsewraps	68
Knuspermüsli (Low Carb)	70
Tomatensuppe mit Quinoa	72
Süßes Kürbissüppchen	74
Afrikanischer Eintopf	76
Zucchini-Chips	77
Kichererbsen mit Quinoa	78
Eingelegte Rüben	79
Asiatischer Pak Choi-Salat	80
Veganer Schüttelsalat	81
Veganer French Toast	83
Burrito-Bowl	85
Gemüsepfanne mit Ananas	87
Auberginen-Röllchen	89
Linsenbratlinge	92
Tortillas mit Schokoladen-Zimt-Soße	93
Gefüllte Melanzani mit Wildreis	95
Falafel	96
Gebackener Tofu	97
Auberginen Mousse	98
Linsen-Eintopf	99
Knusprige Grünkernlaibchen	100
Gebackener Kürbis	102
Couscous to go	104
Ratatouille	106
Karotten-Spargel-Pfanne (Low Carb)	108
Kekse mit Bananen	110
Geröstete Kürbiskerne in salziger Karamellsoße	111
Israelische Falafel	113
Kürbispfanne mit Reis – One Pot	114
Quinoa Salat mit Gemüse	116
Leckere Pommes Frites	117
Risotto mit Tofu	118
Gebratener Kürbisreis	119
Schokokuchen (vegan)	121
Kurkuma-Kokosreis	122

Fruchtiger Rotkohl	123
Reissalat	124
Schokoladentorte	127
Paprika Kartoffel Pfanne	129
Dinkel-Orangenkuchen	130
Linsensalat mit Basilikum Dressing	132
Kichererbsen Salat	134
Suppe mit Topinambur und Walnüssen	135
Kokos-Schnitzel	136
Veganes Frozen Joghurt	137
Rosmarinkartoffeln	138
Obstsalat	138
Gefüllte Tomaten	139
Mandel-Smoothie	141
Saurer Tofu	142
Kokos-Tiramisu mit Himbeeren	143
Shake mit Spinat und Tofu	145
Erdbeer-Walnuss-Salat	146
Gebratener Spargel mit Limetten und Nüssen	147
Pilzragout mit Kartoffeln	149
Spätzleteig ohne Ei	150
Heidelbeer-Lassi	151
Blaubeer-Smoothie	152
Quinoa-Tacos mit Guacamole und Mango	153
Vegane Quiche	156
Chia Dessert	157
Brokkoli-Auflauf	158
Gebackene Sandwichröllchen	159
Rote-Bete-Smoothie	160
Frühlingsrollen	160
Cobbler mit Beeren	164
Schokocreme mit Avocado	165
Tortillas	166
Süßkartoffel-Himbeer Bowl	167
Anti-Aging-Smoothie	168
Pasta mit Auberginensauce	170
Mango Panna Cotta	172
Arabische Tahini-Pasta	173
Mixsuppe	174
Zitronencracker	175
Apfeltarte mit Zimtstreuseln	176
Sticky Reis mit Mango	178

CREMIGES KÜRBISRISOTTO	179
BÄRLAUCHSUPPE	180
KAFFEECREME (LOW CARB)	181
CHIA BROT	183
GEMÜSETOPF MAROKKANISCHER ART	184
MOUSSE AU CHOCOLAT	185
ZUPFKUCHEN	186
GEMÜSETAJINE UND APRIKOSENQUINOA	189
GESUNDER HIMBEER-SMOOTHIE	191
MANGO CHUTNEY	192

Kapitel 1: So klappt der vegane Muskelaufbau

Wenn man an Muskelaufbau denkt, hat man gleich ein Bild von Bodybuildern im Auge, die auf der Bühne mit ihren dicken Muskeln protzen und sich nur von Reis und Hähnchen ernähren. Muskeln werden direkt mit Eiweiß und Fleisch essen assoziiert. Aber was genau ist Eiweiß und wie wichtig ist der Nährstoff für den Muskelaufbau? Eiweiß (auch unter dem Namen Protein bekannt) ist einer der drei wichtigen Makronährstoffen, die wir durch unsere Ernährung aufnehmen. Proteine bestehen aus einer Kette von Aminosäuren die je nach Reihenfolge auch unterschiedliche Eiweiße bilden. Menschen können den Nährstoff nicht direkt über die Nahrung aufnehmen. Für diesen Prozess, müssen die Proteine zuerst in Aminosäuren zersetzt werden, damit der Körper sie absorbieren kann. Diese nennt man dann „essenzielle Aminosäuren". Es gibt aber auch Aminosäuren, die der Körper selbst herstellen kann, das wären dann die sogenannten „nicht-essentiellen Aminosäuren".

Jedes Lebensmittel das Eiweiß enthält, hat eine einzigartige Zusammensetzung aus Aminosäuren, die über eine eigene biologische Wertigkeit verfügt. Pflanzliche Lebensmittel haben eine etwas geringere biologische Wertigkeit, da wir Menschen evolutionär gesehen näher mit einer Kuh oder einem Schwein, als mit einer Bohne verwandt sind. Durch den Verzehr von tierischen Produkten nimmt der Fleischesser viel mehr Eiweiß auf, als er tatsächlich benötigt. Demnach ist ein veganer Muskelaufbau definitiv möglich. Für den Aufbau gibt es noch mehr Sachen die der Körper benötigt, außer Eiweiß. Ein oft unterschätztes Thema ist das trainieren mit hohen Gewichten. Der Muskel benötigt einen Reiz, um zu wachsen. Dafür muss ein guter Trainingsplan her und die Regenerationszeit sollte eingehalten werden. Oftmals wird noch behauptet, dass man 2,0 g-2,2 g Eiweiß pro Körpergewicht zu sich nehmen muss. Da selbst die Forschung sich bei diesem Thema noch nicht ganz einig ist, bleibt die Mengenzufuhr als ein individueller Wert anzusehen. Jeder Organismus arbeitet anders, weshalb manche mehr und manche weniger benötigen. Setzt man die richtigen Reize, so wird das Eiweiß lediglich zum Muskelaufbau verwendet. Nimmt man zu viel Eiweiß auf, wird der Überschuss als Energie verbrannt oder es setzt sich an.

Neben Eiweiß und einem guten Trainingsplan gehören auch Kohlenhydrate zum Aufbau dazu. Ihre Aufgabe ist es, dem Körper den nötigen Treibstoff für das Training zu geben. Außerdem schützen sie die Muskeln vor einem ungewollten Abbau. Wer direkt nach dem Training viele Kohlenhydrate zu sich nimmt, hat den Vorteil, dass durch die hohe Insulinausschüttung Nährstoffe wie Aminosäuren gut weitertransportiert werden. Per Hochdruck werden die Nährstoffe im Blut in die Zellen geschleust. Kohlenhydrate haben aber auch Nachteile. Wenn der Stoffwechsel verlangsamt arbeitet sollten Kohlenhydrate reduziert werden oder überhaupt nicht eingenommen werden. Ein Mensch der von Natur aus dünn ist, muss hierbei nicht viel aufpassen. Er sollte sogar etwas mehr zu sich nehmen. Während der Aufbau Phase sollte die Zufuhr an Kohlenhydraten erhöht und die Fette gesenkt werden. Es geht aber auch andersrum! Man erhöht diese Fette und reduziert die Kohlenhydrate. Bei beidem kommt man auf dasselbe Ergebnis. Fette enthalten viele Kalorien, weshalb man auch durch sie schnell auf seinen Tagesbedarf kommt. Um dir einen besseren Überblick deiner Nährstoffe zu verschaffen, kannst du ein Tagebuch führen, indem du alles ausführlich notierst.

Wenn du vegan Muskeln aufbauen willst, solltest du darauf achten, dass dein Speiseplan immer bunt und abwechslungsreich aussieht. Geeignete Lebensmittel wären: Reis, Vollkornprodukte, Bohnen, Linsen, Soja, Saitan, Brokkoli, Kohl, Erbsen und Nüsse. Bei den veganen alternativ Produkten sollte immer genau hingeschaut werden. Manche sind stark verarbeitet und eignen sich daher nicht für eine gesunde und vollwertige Ernährung.

Kapitel 2: Tipps für eine Vegane Ernährung

Mittlerweile ist es nicht sehr schwer Vegane Produkte zu finden, wie es vor ein paar Jahren der Fall war. Vegane Bäckereien und Läden zum Beispiel sind Geschäfte, die vegan freundliche Backwaren und Produkte herstellen und verkaufen. Viele dieser Geschäfte führen auch andere vegan freundliche Produkte, einschließlich Süßigkeiten, veganes Eis und sogar vegane Kochbücher und Kochutensilien. Diese Läden sind oft beliebt, vor allem für neue Veganer, da diese Gerichte am Anfang sehr schwer zuzubereiten sind denn normalerweise enthalten diese Eier und Milch. Viele vegane Läden bieten zahlreiche Produkte an, aber der größte Vorteil ist, dass kein Risiko einer Kontamination durch ein Tierprodukt besteht. Fast jedes Produkt, das in einer normalen Bäckerei oder Laden zu finden ist, kann auch in einem veganen Laden gefunden werden, jedoch sind einige der Meinung dass der Geschmack vielleicht nicht ganz so gut ist. Um die Backwaren und Produkte veganen Standards anzupassen, ist es manchmal notwendig, die Textur oder den Geschmack der Speisen drastisch zu verändern. Jedoch finden auch viele Veganer, dass die veganen Versionen von gebackenen Produkten in manchen Fällen viel besser schmecken. Für die meisten Veganer ist die Tatsache dass sie ein bekanntes Produkt, das Vegan ist, finden und sorglos essen können oft genug, um über Mängel und Geschmack zu diskutieren.

Die am häufigsten verkauften Produkte in veganen Bäckereien sind vegane Cupcakes, Kekse und Muffins. Brownies sind ebenfalls beliebt. Das Hauptproblem bei diesen Rezepten ist, einen geeigneten Ersatz für Milch und Eier zu finden. Der wichtigste Teil hierbei ist, dass Eier oftmals für die Stärke und Textur eines Produktes verantwortlich sind und ein optimaler Ersatz kann eine ziemliche Herausforderung sein. Größere Produkte, wie zum Beispiel Hochzeitstorten können ebenfalls nach veganen Standards hergestellt werden, aber diese sind oft sehr teuer. Während die meisten Bäckereien sich auf Süßigkeiten konzentrieren, ist es auch möglich, herzhafte Speisen zu backen.

Viele Läden sind damit beschäftigt, die moralischen und ernährungsphysiologischen Erwartungen einer überwiegend veganen Kundschaft zu erfüllen. Das bedeutet, dass viele Produkte, die in veganen Bäckereien verkauft werden, nicht nur frei von tierischen Produkten sind, sondern auch Gluten frei, biologisch und oft auch frei von Soja sind. Sicherlich kann nicht jeder Artikel auf der Speisekarte einer Bäckerei die Ernährungsbedürfnisse jeder Person erfüllen, aber vegane Bäckereien und Lebensmittelgeschäfte sind oft sehr vorsichtig, welche Zutaten in ihre Produkte gelangen, aufgrund ihrer anspruchsvollen Kunden. Dies ist nicht nur ein Vorteil für Veganer, sondern auch für Menschen mit vielen verschiedenen Lebensmittelempfindlichkeiten.

Warum entscheiden sich Menschen für eine vegane Diät?

Eine vegane Ernährung ist eine bewusste Entscheidung, keine Tierprodukte zu essen. Obwohl die Definition der veganen Ernährung relativ einfach ist, kann diese Art der Diätwahl in der Praxis komplex und sogar schwierig sein. Eine Person wählt eine vegane Ernährung für Gewichtsverlust oder als Ergebnis einer persönlichen Philosophie. Die vegane Ernährung ist restriktiver als eine vegetarische Ernährung, bei der die Teilnehmer nur Fleischprodukte vermeiden. Bei einer veganen Ernährung vermeiden die Teilnehmer nicht nur Fleisch, sondern auch alle anderen tierischen Produkte, einschließlich Milch und Eier Produkte.

Eine vegane Ernährung reduziert beispielsweise die Menge an Cholesterin, die im Körper aufgebaut wird. Diese Diäten sind oft relativ fettarm. Darüber hinaus weisen Veganer auf Fleischkonsum als einen Hauptfaktor bei vielen Arten von degenerativen Zuständen hin, die sich auf den Aufbau von entweder Bakterien oder Toxinen im Körper beziehen.

In der Vergangenheit gab es zahlreiche Kritiker der veganen Ernährung, da sie der Meinung waren, dass diese Art der Ernährung nicht ausreichend Proteine enthält, damit der Körper gut funktionieren kann. Jedoch haben einige Ernährungswissenschaftler aber eine Lösung für diese Art der Diät und das Proteinniveau gefunden. Laut diesen Wissenschaftlern können Pflanzenproteine das Niveau liefern, das Menschen im Allgemeinen brauchen.

Vegane Superfoods

Es gibt eine Reihe verschiedener Gruppen innerhalb der allgemeinen veganen Gemeinschaft. Einige praktizieren eine rohe Diät, bei der Nahrungsmittel roh verzehrt werden, ohne gekocht zu werden. Rohkost Veganer sagen, dass beim Kochen von Lebensmitteln nützliche Vitamine und Mineralien verloren gehen, und das Essen von rohen Lebensmitteln einen gesünderen Lebensstil fördert. Eine Vegan-Diät besteht hauptsächlich aus pflanzlichen Nahrungsmitteln. Da diese Diät einschränkend sein kann, ist es schwierig, in Cafeterien oder Restaurants veganes Mittagessen zu finden. Salate aus Gemüse oder Getreide können gute vegane Mittagessen Optionen sein. Auch ein Sandwich mit Gemüse oder veganen Proteinquellen anstelle von Fleisch und Käse ist eine gute Option. Sandwichs sind ein Hauptnahrungsmittel für die meisten Menschen, einschließlich Veganer. Wo ein Fleischesser zwischen zwei Brotscheiben Fleischwurst oder Thunfisch schieben können, müssen Veganer ein bisschen kreativer sein. Gemüse, veganer Käse, gebackene Bohnen oder sogar ein paar gebratenen Auberginen sind ein guter Ersatz. Und anstelle von tierischen Produkten können Veganer Sandwiches mit Mandelmus, Cashewmus, veganer Butter, Senf, der japanischen Paste Miso, veganer Mayo oder Bohnen zusammen mit Gurkenscheiben und Salat herstellen. Während sie Butter, Mayonnaise und andere Tierprodukte meiden, haben sie einige gute Sandwich-Optionen.

Couscous und andere Körner gehören zu den beliebtesten Ideen, für ein veganes Mittagessen. Übriggebliebener brauner Reis, Gerste, Quinoa oder andere ganze Körner können mit Gemüse, ein wenig gehacktem Knoblauch und einem Spritzer Olivenöl gemischt werden. Getrockneter oder frischer Oregano, Koriander oder Basilikum können für zusätzlichen Geschmack hinzugefügt werden. Auch vegane Müsliriegel sind knusprige Snacks, wo keine tierischen Lebensmittel verwendet wurden. Zu den häufigsten Zutaten gehören Hafer, Puffreis Körner, getrocknete Früchte und Nüsse.

Eine vegane Ernährung besteht hauptsächlich aus pflanzlichen Nahrungsmitteln. Sie essen kein Fleisch und entscheiden sich auch dafür, keine tierischen Nebenprodukte wie Eier, Milch, Butter und Käse zu sich zu nehmen sowie andere Milchprodukte. Viele Veganer weigern sich auch in ihrem täglichen Leben, tierische Produkte zu verwenden und verzichten auf Leder, Pelze und Kosmetika, die tierische Öle enthalten könnten. Die Rezepte für vegane Müsliriegel sind so konzipiert, dass sie in diesen Lebensstil passen und eine kleine Protein- und Faserquelle bieten.

SPINAT UND ARTISCHOCKEN DIP

Portionen: 8 VORBEREITUNG: 60 MINUTEN – ZUBEREITUNG: 6 MINUTEN   Fingerfood
Servieren Sie den Dip am besten zu Chips oder Ihrem Lieblingsgemüse
Kochen
- 175g Cashewnüsse
- 1 EL Olivenöl
- 3 Knoblauchzehen, gehackt
- 280g Babyspinat,
- 120ml ungesüßte Sojamilch
- 1 TL Salz
- ¼ TL Cayennepfeffer
- 1 EL Limettensaft
- 150g grob gehackte Artischockenherzen

15)   16)
1)   Cashewnüsse über Nacht einweichen oder 1 Stunde lang mit kochendem Wasser einweichen.
2)   Olivenöl in einer Pfanne bei mittlerer Hitze erhitzen.
3)   Knoblauch hinzufügen und eine Minute kochen lassen.
4)   Spinat hinzufügen und 2-3 Minuten kochen.
5)   In einem Mixer oder Küchenmaschine Cashewnüsse, Sojamilch, Salz, Pfeffer und Limettensaft vermischen, bis eine cremige Masse entsteht. Beiseitelegen.

6) Spinat grob hacken und in einer Schüssel mit Artischocken und der cremigen Masse vermischen.
Kalorien: 153; Fett: 12g; Kohlenhydrate: 9g; Ballaststoffe: 1g; Protein: 5g

LECKERE SOMMER-ROLLEN

Nährwerte: Kalorien: 139,3 kcal, Eiweiß: 2,6 Gramm, Fett: 5,3 Gramm, Kohlenhydrate: 19,3 Gramm

Für eine Portion benötigst du:
2 Reisblätter
1/4 Salatgurke
1/4 Möhre
2 Blatt Eisbergsalat
1 EL Rotkohl geraspelt
1 EL Koriander, grob gehackt
Saft einer Limette
1 EL Sojasauce
1 EL Sesam, geröstet

So bereitest du dieses Gericht zu:
Die Reisblätter befeuchten, damit sie biegsam werden. Die Möhre grob raspeln und den Eisbergsalat grob schneiden. Zusammen mit dem Rotkohl und dem Koriander vermengen und die Reisblätter damit belegen. Diese einrollen und von außen ein weiteres Mal mit nassen Händen glattstreichen.
Aus Limettensaft, Sojasauce und Sesam einen Dip rühren und zu den Röllchen servieren.

TACOS VEGAN

Nährwerte:

- Kalorien: 276,5 kcal
- Eiweiß: 7,1 Gramm
- Fett: 10,3 Gramm
- Kohlenhydrate: 37,1 Gramm

Für eine Portion benötigst du:

- 2 Taco- Fladen
- 60 Gramm Jackfrucht
- 1 TL Öl
- 1 Messerspitze brauner Zucker
- 1 Messerspitze Cayenne Pfeffer
- 1 Messerspitze Paprikapulver
- 1 Tomate
- 20 ml Gemüsebrühe
- 1 TL Koriander fein gehackt
- etwas Salz
- 1/4 rote Zwiebel fein gewürfelt

So bereitest du dieses Gericht zu:

Die Fladen in einer Pfanne ohne Öl kurz von beiden Seiten anbraten. Die Jackfrucht in dünne Streifen schneiden und im Öl anbraten. Mit dem braunen

Zucker karamellisieren lassen und mit Cayenne Pfeffer und Paprika abschmecken. Die Tomate klein schneiden und zusammen mit der Brühe hinzugeben. Mit Koriander und Salz würzen und für einige Minuten simmern lassen. Auf den Taco Fladen verteilen und mit den Zwiebelwürfeln bestreuen.

VEGANES TABOULÉ

Für: 4 Personen
Schwierigkeitsgrad: einfach
Dauer: 20 Minuten Gesamtzeit

Zutaten

1 Bund Frühlingszwiebeln
7 EL Öl
300g Bulgur
300ml Tomatensaft
300ml Wasser
1 Prise Salz
1 Prise Pfeffer
1 Bund Petersilie
4 EL Erdnüsse
1 Prise Zimt

Zubereitung

Frühlingszwiebel waschen und in feine Ringe schneiden. Dann in einer Pfanne mit etwas Olivenöl andünsten.

Bulgur hinzufügen und das Ganze für knappe 2 Minuten anbraten. Mit Wasser und Tomatensaft ablöschen und würzen.

Bulgur dann für 10 Minuten zugedeckt bei kleiner Flamme köcheln lassen.

Währenddessen Petersilie grob hacken.

In einer Pfanne die Nüsse anrösten und dann etwas Zimt darüber streuen und mitrösten.

Zum Schluss die Petersilie und die Nüsse unter den Bulgur mischen und heiß servieren.

CHIABROT

Für 10 Portionen
Zubereitungszeit: ca. 1 Stunde (ohne Ruhezeit)
Schwierigkeitsgrad: leicht

Zutaten:
250 Gramm Roggenmehl
250 Gramm Dinkelvollkornmehl
50 Gramm Chia-Samen
2 Teelöffel Agavendicksaft
1 Päckchen Trockenhefe
1 Teelöffel Salz
400 Milliliter Hafer- oder Mandelmilch

Zubereitung:
1. Alle Zutaten 5 Minuten lang zu einem klebrigen Teig verkneten. Teig ca. eine Stunde lang an einem warmen Ort ruhen lassen.
2. Teig noch einmal durchkneten und in eine mit Öl ausgepinselte Kastenform füllen. 3. Brot bei 200 Grad Ober- und Unterhitze 45 Minuten backen.

APFELBANANENBROT

Ergibt 1 Brot

Fertig in: 70min Schwierigkeit: leicht

250g Äpfel	1 Zitrone
200g Dinkelvollkornmehl	½ TL Zimt
½ TL Backpulver	½ TL Backkakao
2 Bananen	50g Haselnüsse

LOS GEHT´S

1. Backofen auf 200° vorheizen.
2. Äpfel waschen und klein reiben. Bananen schälen und mit einer Gabel zerdrücken.
3. In einer Schüssel Bananen, Äpfel, Zitronensaft, Zimt und Kakao gut vermischen. Dann Haselnüsse, Mehl und Backpulver hinzugeben und gut mischen.
4. Teig in eine eingefettete Kastenform füllen, in den Backofen stellen und etwa. 60 Minuten backen.
5. Brot herausnehmen, servieren und genießen.

LEBERWURST

Ein leckerer und deftiger Brotaufstrich, der in diesem Fall aus Bohnen zubereitet wird.

Schwierigkeitsgrad: leicht
Portionen: ~ 1 Glas
Zubereitungsdauer: 5 Minuten
Koch-/Backzeit: 5 Minuten

ZUTATEN
- ☐ 250 g Kidneybohnen
- ☐ ½ Teelöffel Majoran
- ☐ ½ Teelöffel Pfeffer
- ☐ 1 Teelöffel Salz
- ☐ 3 Teelöffel Paprikapulver
- ☐ 2 Esslöffel Hefeflocken
- ☐ ½ rote Zwiebel
- ☐ 1 Knoblauchzehe

ZUBEREITUNG
Als erstes sowohl den Knoblauch als auch die Zwiebel schälen, in kleine Stückchen schneiden und in einer Pfanne zusammen mit einer geringen Menge Wasser dünsten bis sie glasig werden.

Die glasig gedünsteten Knoblauch- und Zwiebelstücken zum Abkühlen beiseite stellen.

In der Zwischenzeit die Flüssigkeit der Kidneybohnen aus der Dose abgießen und die abgetropften Kidneybohnen mit dem abgekühlten Knoblauch und den Zwiebeln pürieren.

Der Leberwurst die Gewürze untermischen und noch einmal weiter pürieren bis eine relativ cremige Konsistenz entsteht. Bei Bedarf ein wenig Wasser hinzugießen.

Abschließend noch einmal abschmecken, dann in ein Schraubglas umfüllen und in den Kühlschrank stellen. Die Leberwurst sollte innerhalb einer Woche verbraucht werden.

SÜßKARTOFFEL TOAST

Eine originelle Idee für alle, die es herzhaft aber ohne Brot zum Frühstück lieben. Diese Toasts können mit jedem nur denkbaren veganen Brotaufstrich genau wie mit Tomaten- oder Gurkenscheiben gegessen werden. Der Fantasie sind bei diesem Frühstück kaum Grenzen gesetzt. Mit süßem Aufstrich schmeckt der Toast nämlich auch sehr gut.

Zutaten:
1. 1 mittelgroße Süßkartoffel
2. Süße oder herzhafte Aufstriche nach Geschmack

Zubereitung:
1. Schäle die Süßkartoffel und schneide diese nach Wunsch in Scheiben. Am schnellsten geht eine Zubereitung im Toaster. Dafür sollten die Scheiben nicht zu dünn sein.

2. Für den Backofen sind dünnere Scheiben und eine Backzeit von rund 10 Minuten bei niedrigen Temperaturen besser. Ideal ist der Süßkartoffel Toast dann, wenn dieser innen weich aber außen knusprig ist.

GLUTENFREIE MATCHA-CRÈPES

Zubereitungszeit: 30 Minuten
2 Portionen

Zutaten:
50 g Reismehl
50 g Kartoffelstärke
200 ml Reismilch
2 EL geschrotete Leinsamen
4 EL Wasser
1 TL Kokosöl
1 TL Matchapulver
Salz

Zubereitung:

Zunächst den Eiersatz zubereiten. Hierfür die Leinsamen in ein Schälchen füllen und mit dem Wasser übergießen. Zur Seite stellen. Für 5 Minuten zur Seite stellen.
In der Zwischenzeit das Reismehl mit der Kartoffelstärke, dem Matchapulver und einer Prise Salz vermengen. Danach die aufgequollenen Leinsamen und nach und nach die Reismilch unter ständigem Rühren hinzufügen, bis eine homogene Masse entstanden ist. Schüssel mit einem Trockentuch abdecken und für 10 Minuten ruhen lassen.

Kokosöl in einer Pfanne erhitzen. Den Teig portionsweise in die Pfanne geben und von jeder Seite 2-3 Minuten ausbacken.

Crèpes aus der Pfanne holen und auf einem Stück Küchenpapier abtropfen lassen.

Auf zwei Tellern anrichten und süß mit Obst oder Ahornsirup oder herzhaft mit etwas Gemüse servieren.

KNUSPER MÜSLI

Kalorien: 654,5 kcal | Eiweiß: 32,4 g | Fett: 33,7 g | Kohlenhydrate: 50,7 g

Zubereitungszeit: 15 Minuten

Zutaten für vier Portionen:

2 EL Haferflocken | 2 EL Sojaflocken | 2 EL Dinkelflocken | 2 EL gehackte Walnüsse | 2 EL gehackte Haselnüsse | 1 EL Sonnenblumenkerne | 1 EL Kokosöl | 2 EL Ahornsirup | 400 Gramm Sojajoghurt | 2 TL Zucker | Mark einer Vanilleschote

Zubereitung:

Die Haferflocken mit den Sojaflocken, den Dinkelflocken, die Walnüsse, die Haselnüsse, die Sonnenblumenkerne, dem Kokosöl und dem Ahornsirup vermischen. Die Masse auf ein mit Backpapier ausgelegtes Backblech verstreichen. Das Backrohr auf 180° Celsius erhitzen und bei Ober- und Unterhitze für etwa 8 Minuten goldbraun backen. Herausnehmen, auskühlen lassen und grob zerbröseln. Den Sojajoghurt mit dem Zucker und dem Vanillemark glattrühren. Das Müsli darauf verteilen und genießen.

SÜßKARTOFFELSALAT

2 Portionen
1 gekochte rote Rübe (etwa 250 gr)
2 Süßkartoffeln
1 Stange Lauch
50 gr Babyspinat
50 gr Pekannüsse
etwas Olivenöl
1 Prise Salz
1 Prise Pfeffer

Für das Dressing
1 TL Agavendicksaft
etwas Balsamico-Essig
etwas Olivenöl
eine Prise Zucker
eine Prise Salz
eine Prise Pfeffer

Zuerst Schälen Sie die Süßkartoffel würfelig und geben diese dann in eine Schüssel. Beträufeln Sie sie mit etwas Olivenöl und würzen Sie je nach Geschmack mit Salz und Pfeffer.
Danach geben Sie die Süßkartoffelstücke auf ein mit Backpapier ausgelegtes Backblech und backen sie im vorgeheizten Backrohr für etwa 20 Minuten bei 180° Grad Ober-/Unterhitze.

Zwischenzeitlich können Sie dann die gekochte rote Rübe würfelig schneiden. Dann waschen Sie den Babyspinat und den Lauch. Entfernen Sie das Wurzelwerk vom Lauch und schneiden Sie ihn in dünne Ringe.

Für das Dressing vermengen Sie den Balsamico Essig mit dem Olivenöl und dem Agavendicksaft. Schmecken Sie das Gemisch mit Zucker, Salz und Pfeffer gut ab.

Zum Schluß vermengen Sie in einer Schüssel die Süßkartoffel-Würfel (fertig gebacken und abgekühlt) mit den rote Rüben-Stücken, dem Lauch, den Pekannüssen sowie dem Dressing. Heben Sie den Babyspinat unter und lassen Sie den Salat vorm Servieren etwa 30 Minuten im Kühlschank gut durchziehen.

FRISCHKÄSE VEGAN

Zubereitungszeit: 15 Minuten + 6 Tage

Portionen: 6

Zutaten:
- 2 EL Hefeflocken
- 1 TL Salz
- 120 g Weißkohl
- 300 g Macadaminüsse

Zubereitung:
1. Weißkohl waschen, klein schneiden und mit Salz und 500 ml Wasser pürieren. Dann in eine Schüssel geben, zudecken und für 3 Tage fermentieren lassen.
2. Nach zwei Tagen die Nüsse über Nacht mit Wasser in einer Schüssel quellen lassen.
3. Den Weißkohl nun durch ein Sieb filtern und den Saft auffangen.
4. 200 ml des Saftes mit den Nüssen in einem Mixer pürieren. Dann ein Sieb mit einem Küchentuch auslegen und die pürierte Maße hineinfüllen. Das Tuch nun über die Weißkohlmaße stramm und fest eindrehen und mit einer Schüssel Wasser beschweren. Für 2 Tage muss die Maße auf diese Art gepresst werden und abtropfen.

5. Die fertige Maße mit den Hefeflocken in runde Dessertringe füllen und über die Nacht in den Kühlschrank stellen.

6. Vor dem Servieren, die Ringe entfernen.

ZIMT UND APFEL HAFERFLOCKEN

Portionen: 2 - VORBEREITUNG: 10 MINUTEN – ZUBEREITUNG: 10 MINUTEN

Wenn Sie Ihre Haferflocken noch süßer mögen, geben Sie noch mehr Ahornsirup oder die Agave dazu.

Kochen
- 1 ¼ Tassen Apfelsaft
- 1 Apfel, geschält, entkernt und gehackt
- 2/3 Tasse Haferflocken
- 1 TL Zimt, gemahlen
- 1 EL reiner Ahorn- oder Agavensirup (optional)

1) In einem mittelgroßen Topf Apfelessig bei mittlerer bis starker Hitze zum Kochen bringen. Apfel, Hafer und Zimt unterrühren.
2) Hitze reduzieren und für 4 Minuten köcheln lassen.
3) In zwei Schüsseln geben und mit etwas Sirup versüßen.

Kalorien: 123; Fett: 2g; Kohlenhydrate: 8g; Ballaststoffe: 14g; Protein: 17g

GNOCCHI MIT RUCOLA UND PINIENKERNEN

Nährwerte: Kalorien: 227,2 kcal, Eiweiß: 5,7 Gramm, Fett: 11 Gramm,
Kohlenhydrate: 24,8 Gramm

Für eine Portion benötigst du:
60 Gramm Gnocchi, vorgekocht
1/2 rote Zwiebel
2 Knoblauchzehen
1 EL Haselnussöl
1/2 Feige
4 Kirschtomaten
2 Blatt Salbei
1 EL Pinienkerne
Salz und Pfeffer
15 Gramm Rucola

So bereitest du dieses Gericht zu:
Zwiebel und Knoblauch im Öl anbraten und die Gnocchi hinzugeben. Feige und Tomaten vierteln und gemeinsam mit Salbei und Pinienkernen mitrösten. Salzen und pfeffern und für 6 Minuten bei mittlerer Hitze braten. Anrichten und mit dem Rucola garnieren.

TOM KHA PAK - THAILÄNDISCHE KOKOSSUPPE

Nährwerte:

- Kalorien: 67,2 kcal
- Eiweiß: 4 Gramm
- Fett: 1,2 Gramm
- Kohlenhydrate: 9,7 Gramm

Für eine Portion benötigst du:

- 100 ml Gemüsebrühe
- 100 ml Kokosmilch light
- 2 Scheiben Ingwer
- 2 Limettenblätter
- 2 Chili
- 3 braune Champignons
- 1/4 Zucchini
- 8 Zuckerschoten
- 1 EL Sojasauce
- 1 Frühlingszwiebel
- 4 Blatt Thai Basilikum

So bereitest du dieses Gericht zu:

Die Gemüsebrühe zusammen mit der Kokosmilch, dem Ingwer, den Limettenblättern und den grob gehackten Chilis aufkochen. Die Pilze vierteln, die Zucchini in

Scheiben schneiden und die Zuckerschoten halbieren. Alles ebenfalls mitkochen und für 5 Minuten kochen lassen. Mit Sojasauce abschmecken und vor dem Servieren mit der fein gehackten Frühlingszwiebel und dem Thai Basilikum bestreuen.

FRUCHTIGER ROTKOHLSALAT

Für: 4 Personen
Schwierigkeitsgrad: normal
Dauer: 150 Minuten Gesamtdauer
Zutaten
50 g Sultaninen
½ Rotkohl
1 Zwiebel mittelgroß
1 Prise Nelken gemahlen
½ TL Zimt gemahlen
Meersalz nach Belieben
schwarzer Pfeffer frisch gemahlen, nach Belieben
2 Äpfel säuerlich
1 Orange
1 Banane
50 g Walnusskerne
2 TL Reissirup
6 EL Sonnenblumenöl
½ Zitrone davon den frisch gepressten Saft
1 Orange davon den frisch gepressten Saft
Zubereitung
Als erstes die Sultaninen für eine halbe Stunde im warmen Wasser einweichen.
Währenddessen die Blätter des Rotkohls entfernen und den Kohl in fein schneiden.
Zwiebel schälen und würfeln. Danach mit dem Rotkohl in eine Schüssel mischen und das Ganze salzen, pfeffern und mit Nelken und Zimt würzen.

Äpfel halbieren, entkernen und mit der Schale fein würfeln. Die Orange filetieren. Dazu die Frucht so schälen, dass die weiße Haut vollständig entfernt wird.
Orangenfilets von den Trennhäuten entfernen und ebenfalls in mundgerechte Stücke schneiden. Bananen schälen und schneiden. Walnusskerne hacken.
Nun sowohl die Orangen-, als auch die Apfel- und Bananenstücke zu den Walnusskernen geben und mit den Sultatinen als auch dem Reissirup zum Salat geben. Öl darüber träufeln und sorgfältig vermischen. Danach etwas salzen.
Den Rotkohlsalat mit dem Orangen- und dem Zitronensaft übergießen, noch einmal durchmischen, abdecken und mindestens 2 Stunden ziehen lassen.
Vor dem Servieren alles nochmals ordentlich durchmischen. Nach Belieben noch etwas salzen und pfeffern.

CHILI SIN CARNE

Für 4 Portionen
Zubereitungszeit: ca. 30 Minuten
Schwierigkeitsgrad: mittel

Zutaten:
300 Gramm Tofu
1 Zwiebel
2 Knoblauchzehen
4 Esslöffel Olivenöl
2 ½ Esslöffel Chilipulver
1 grüne Paprikaschote
500 Gramm Tomaten aus der Dose
Oregano
1 Dose 285 Gramm Maiskörner
1 Dose 250 Gramm Kidneybohnen
Salz, Pfeffer
400 Milliliter Olivenöl

Zubereitung:
1. Tofu in Würfel schneiden. Vom Öl 2 Esslöffel mit ½ Esslöffel Chilipulver verrühren und Tofu darin wenden.
2. Zwiebel und Knoblauch fein würfeln, Paprikaschote in Stücke schneiden. Übriges Öl erhitzen und Zwiebel, Knoblauch und Paprika darin andünsten. Restliches Chilipulver unterrühren.

3. Tomate und Brühe hinzufügen und 5 Minuten kochen. Bohnen und Mais abgießen, dazugeben und ca. 5 Minuten kochen.

4. Tofu in einer beschichteten Pfanne anbraten und zum Chili geben. Mit Salz und Pfeffer würzen.

Dazu schmeckt frischer Salat.

ZUCKERERBSENSUPPE MIT MINZE

Ergibt 4 Portionen

Fertig in: 20min   Schwierigkeit: leicht

4 Schalotten	200ml Bio-Sahne
20g Biobutter	2EL Leinsamenöl
400g Bio-Tiefkühlerbsen	Salz und Pfeffer
750ml Gemüsebrühe	Minze zum Verzieren

LOS GEHT´S

1. Schalotten würfeln und in heißer Butter glasig dünsten.
2. Erbsen hinzugeben und andünsten.
3. Gemüsebrühe aufkochen, zu den Erbsen geben und 5 Minuten köcheln lassen.
4. Erbsenbrühe pürieren und durch ein feines Sieb streichen. Mit Salz und Pfeffer würzen.
5. Zum Schluss Minzblättchen in feine Streifen schneiden und in die Suppe geben.
6. Sahne steif schlagen und durch die heiße Suppe ziehen.
7. Servieren und genießen.

STREICHKÄSE MIT CASHEW-NÜSSEN

Käse geht auch vegan und in diesem Fall sogar verfeinert mit lecker knackigen Cashew-Nüssen.

Schwierigkeitsgrad: *leicht*
Portionen: *2*
Zubereitungsdauer: 10 Minuten

ZUTATEN
- ☐ 150 g Cashewkerne
- ☐ 100 ml Wasser
- ☐ ¼ Teelöffel Chiliflocken
- ☐ 1 Teelöffel Paprikapulver
- ☐ 1-2 Esslöffel Hefeflocken
- ☐ 3 Prisen Salz
- ☐ 2 Tomaten, getrocknet

ZUBEREITUNG

Die Cashewkerne zum einweichen über Nacht in eine Schüssel mit Wasser legen, damit sich die Cashews besser verarbeiten lassen.

Am Tag darauf dann die Cashewkerne zusammen mit dem Wasser mithilfe eines Pürierstabs zu einer homogenen Creme verarbeiten.

Der Creme dann die übrigen Zutaten untermischen und noch einmal ordentlich mit dem Pürierstab durcharbeiten.

SPARGELPFANNE

Extrem schnell und leicht zuzubereiten ist diese Spargelpfanne.

Zutaten:
- 200 Gramm grüner Spargel
- 1 große Möhre
- 1 EL Kokosöl
- Salz, Pfeffer, etwas veganer Käse, frische Sprossen
- Nach Wunsch 1 TL geschälter Hanfsamen

Zubereitung:

1. Wasche den Spargel und schneide ihn in schräge Stücke. Im Anschluss brätst du den Spargel in dem Kokosöl für 2 Minuten an.

2. Reibe die geschälte Möhre und hebe diese unter. Nun gibst du die Hanfsamen dazu und schmeckst nach mit Salz, Pfeffer und veganem Käse ab. Serviere die Gemüsepfanne mit frischen Sprossen - diese dürfen nicht erhitzt werden.

ERDNUSS-KOKOS-TOFU MIT REIS

Zubereitungszeit: 35 Minuten
2 Portionen

Zutaten:
100 g Basmatireis
300 g Tofu
2 TL Olivenöl
100 ml Gemüsebrühe
80 ml Kokosmilch
2 TL Erdnussmus
1 TL Sojasoße
Salz

Zubereitung:

Tofu abgießen und in mundgerechte Würfel schneiden. Olivenöl in einer Pfanne erhitzen und den Tofu darin für 2-3 Minuten anbraten. Mit ein wenig Salz und Sojasoße würzen.
Mit der Brühe ablöschen und abgedeckt für 10-15 Minuten bei mittlerer Hitze köcheln lassen.
Salzwasser in einem Topf zum Kochen bringen und den Reis darin nach Packungsanweisung garen. Abgießen und zur Seite stellen.

In der Zwischenzeit die Kokosmilch in ein Schälchen füllen und mit dem Erdnussmus verrühren. Ggf. einen Stabmixer verwenden.
Kokos-Erdnuss-Mischung in die Pfanne geben und für weitere 5-10 Minuten köcheln lassen.
Pfanne vom Herd nehmen und mit Salz abschmecken.
Tofumischung gemeinsam mit dem Reis auf zwei Tellern oder in zwei Schälchen anrichten und servieren.

PILZSALAT BOWL

Kalorien: 125,6 kcal | Eiweiß: 5,7 g | Fett: 8 g | Kohlenhydrate: 7 g

Zubereitungszeit: 15 Minuten

Zutaten für eine Portion:

1 TL Tahini | 2 EL Olivenöl | 1 Zehe Knoblauch gehackt | 1 EL Apfelessig | 1 TL Sojasauce | Pfeffer | 80 Gramm Egerlinge fein gehobelt | 80 Gramm Champignons fein gehobelt | 1/2 rote Zwiebel in Scheiben geschnitten | 1/4 gelbe Paprika gewürfelt | 1 EL Petersilie gehackt | 1 EL Basilikum gehackt

Zubereitung:

Das Tahini mit dem Olivenöl, dem Knoblauch, dem Apfelessig, der Sojasauce und Pfeffer verrühren. Die Pilze roh in die Bowl geben und mit der Sauce übergießen. Mit Zwiebel, Paprika, Petersilie und Basilikum garnieren.

MEDITERRANER SALAT

4 Portionen
80 gr Rucola
60 gr Oliven
25 gr getrocknete Tomaten
8 EL Apfelsaft
6 Knoblauchzehen
5 EL Olivenöl

Hacken Sie zuerst die Oliven und die Tomaten fein. Dann waschen Sie den Rucola, schütteln ihn trocken und verteilen in auf den Tellern.
Schälen Sie danach den Knoblauch und schneiden Sie ihn in Scheiben. Die Knoblauchscheiben braten Sie dann in einer Pfanne mit Öl bei ganz niedriger Hitze schön hellgelb.
Geben Sie die Knoblauchscheiben aus der Pfanne und schalten Sie die Temperatur höher. Geben Sie die Oliven- und Tomatenstücke in die Pfanne und lassen Sie beides gut durchbraten. Danach löschen Sie mit dem Apfelsaft ab.
Rühren Sie die Knoblauchscheiben unter und verteilen Sie das Gemisch jeweils auf die zuvor angerichteten Rucola-Teller. Am besten paßt noch etwas Parmesan und Knoblauchbrot zum Salat.

SELBSTGEMACHTES GRANOLA

Zubereitungszeit: **30 Minuten**

Portionen: **750 g**

Zutaten:
- 75 g Haselnüsse
- 100 g Mandeln
- 1 TL Zimt
- 250 g Haferflocken
- 50 g Cranberries
- 60 g Kürbiskerne
- ½ TL Meersalz
- ½ TL Kardamom
- 50 ml Rapsöl
- 80 ml Ahornsirup
- 120 g Buchweizen

Zubereitung:

Den Backofen auf 160°C vorheizen.

Haseönüsse und Mandeln hacken. Dann alle Zutaten auf ein Backpapier verteilen und für 20 Minuten backen lassen. Den Ofen ausschalten und die Granola für weitere 10 Minuten trocknen lassen.

Die fertige Granola in Schraubgläser füllen. Schmeckt lecker als Müsli oder im Joghurt. Hält 8-12 Wochen.

PFANNKUCHEN

Portionen: 2 - VORBEREITUNG: 15 MINUTEN – ZUBEREITUNG: 10 MINUTEN

Ob als Dessert oder Hauptmahlzeit, vegane Pfannkuchen schmecken einfach immer.

Mittlere Hitze

- 200g gefrorene Beeren
- 2 reife Bananen, in Stücke geschnitten
- 350ml Pflanzenmilch
- 3 EL Chiasamen
- 1 Tasse Haferflocken
- Etwas Agavensaft

40) 1) Chiasamen in einem Mixer zerkleinern.

2) Himbeeren mit etwas Wasser in einem Topf kochen lassen.

3) Hitze reduzieren und Agavensaft und Chiasamen einrühren. Für 5 Minuten köcheln lassen.

4) Haferflocken in einem Mixer zu Mehl mixen.

5) Banane und Milch zum Mixer geben und zu einer Masse verarbeiten.

6) Bei mittlerer Hitze in einer Pfanne die Pfannkuchen backen. Sobald sich die Oberseite leicht dunkel gefärbt hat, wenden.

7) Die Pfannkuchen mit der Marmelade bestreichen.

41) Kalorien: 401; Fett: 13g; Kohlenhydrate: 56g; Ballaststoffe: 7g; Protein: 14g

GEMÜSELAIBCHEN

Nährwerte: Kalorien: 174,6 kcal, Eiweiß: 5,4 Gramm, Fett: 6,1 Gramm, Kohlenhydrate: 23,3 Gramm

Für eine Portion benötigst du:
  1 gekochte Kartoffel
  1/2 Möhre
  1/4 Zucchini
  1/2 Paprika, rot
  1 Prise Muskat, gemahlen
  1 Prise Kümmel, gemahlen
  etwas Zitronenabrieb
  Salz und Pfeffer
  Öl zum Braten

So bereitest du dieses Gericht zu:
Kartoffel, Möhre und Zucchini raspeln und die Paprika in Streifen schneiden. Mit Muskat, Kümmel, Zitronenabrieb, Salz und Pfeffer würzen und alles gut verkneten. Mit feuchten Händen zu Laibchen formen und im heißen Öl für je 3 Minuten pro Seite braten.

SPARGELSUPPE MIT ERDBEEREN UND CHILI

Nährwerte:

- Kalorien: 94,3 kcal
- Eiweiß: 3,6 Gramm
- Fett: 1,5 Gramm
- Kohlenhydrate: 11,1 Gramm

Für eine Portion benötigst du:

- 100 Gramm grüner Spargel
- 1 Schalotte
- 20 ml Weißwein vegan
- 150 ml Gemüsebrühe
- 1 Lorbeerblatt
- 1 Prise Vanillezucker
- 50 ml Hafermilch
- 2 Erdbeeren
- Salz und Pfeffer
- 1 Chili rot

So bereitest du dieses Gericht zu:
Spargel und Schalotte klein schneiden und im Weißwein leicht andünsten. Mit der Brühe aufgießen und das Lorbeerblatt hinzugeben. Mit Vanillezucker, Salz und Pfeffer abschmecken und die Hafermilch

einrühren. Alles für 6 Minuten kochen lassen. Das Lorbeerblatt herausfischen und die Suppe pürieren. Erdbeeren und Chili fein hacken, in die Suppe einrühren, für 2 Minuten bei kleiner Hitze durchziehen lassen und anrichten.

SCHMACKHAFTER CHAMPIGNON-REIS

Für: 3-4 Personen
Schwierigkeitsgrad: einfach
Dauer: 30 Minuten Gesamtzeit

Zutaten

200g Reis
1 große Zwiebel, geschält & gewürfelt
1 Knoblauchzehe, fein gehackt
250 - 300g Champignons, gewaschen & in dünne Scheiben geschnitten
2 EL Hefeflocken
150ml Wasser + ½ TL Gemüsebrühe
Schuss Pflanzendrink oder Pflanzencreme
1 - 2 EL gehackte Petersilie (tiefgefroren oder frisch)
Öl zum Anbraten
Salz, Pfeffer, Muskat

Zubereitung

Reis laut Anweisung kochen.
Zwiebel und Knoblauch schälen, fein hacken und dann in Öl in einer Pfanne dünsten.
Champignons dazu geben und mitbraten. So lange braten, bis das Wasser aus den Pilzen weg ist. Danach mit Brühe ablöschen und für 5 Minuten köcheln lassen.
Pflanzendrink oder Creme mit Hefeflocken einrühren und weiter köcheln lassen.
Mit Salz und Pfeffer abschmecken und mit frischer Petersilie anrichten.

SOJAMEDAILLONS MIT BOHNENSALAT

Für 2 Portionen
Zubereitungszeit: 40 Minuten
Schwierigkeitsgrad: leicht

Zutaten:
100 Gramm Sojamedaillons
2 Esslöffel Weizenstärke
1 Esslöffel Grill-Gewürzmischung
1 Teelöffel Hefeflocken
1 Teelöffel Salz
1 Teelöffel Paprikapulver edelsüß
4 Esslöffel Sonnenblumenöl
2 Knoblauchzehen
250 Gramm Sojajoghurt
½ Salatgurke
Agavendicksaft
Salz, Pfeffer
700 Gramm grüne Bohnen
1 Esslöffel Olivenöl
2 Esslöffel Weißweinessig

Zubereitung:
1. Sojamedaillons zehn Minuten in kochendem Wasser einweichen. Herausnehmen und ausdrücken.
2. Knoblauch schälen, pressen und zum Sojajoghurt geben. Dill waschen und hacken. Gurke schälen und

fein raspeln. Gurke, Dill, Agavendicksaft, Salz und Pfeffer zum Sojajoghurt geben und verrühren.

3. Bohnen putzen, in Stücke schneiden und in Salzwasser garen. Frühlingszwiebel in Ringe schneiden und zu den Bohnen geben.

4. Dressing aus Essig, Salz, Pfeffer und Öl bereiten und über die Bohnen geben.

5. Hefeflocken, Gewürze und Stärke mit 100 Milliliter Wasser verrühren und über die Sojamedaillons geben. Sojamedaillons in Öl von beiden Seiten braten und mit dem Bohnensalat und dem Dip anrichten.

SPARGELSALAT

Ergibt 2 Portionen

Fertig in: 15min   Schwierigkeit: leicht

4TL Balsamicoessig
1TL Senf
1TL Agavendicksaft
3EL Olivenöl

1 Zwiebel
200g getrocknete Tomaten
200g grüner Spargel
Salz und Pfeffer

LOS GEHT'S

1. Zwiebel schälen und in kleine Stücke schneiden.
2. Für das Dressing: Olivenöl, Balsamicoessig, Senf, Agavendicksaft, Salz und Pfeffer gut verrühren.
3. Getrocknete Tomaten abschütten und trocknen lassen.
4. Grünen Spargel waschen, die Enden abschneiden, kochen und in kleine Stücke schneiden.
5. Alle Zutaten in eine Salatschüssel geben und gut durchmischen.
6. Den Salat servieren und genießen

BAOZI

Baozi, die aus der thailändischen Küche stammenden Hefeklößchen, sind ein traditionelles Frühstück, welches meist mit Fleisch zubereitet wird. In diesem Rezept in einer vollkommen fleischlosen, veganen und vor allem süßen Variante.

Schwierigkeitsgrad: leicht
Portionen: 2
Zubereitungsdauer: 20 Minuten
Koch-/Backzeit: 20 Minuten

ZUTATEN
- [ ] 250 g Mehl
- [ ] 250 g rote Bohnenpaste
- [ ] 175 ml Wasser
- [ ] ½ Teelöffel Salz
- [ ] ½ Esslöffel Öl
- [ ] ½ Päckchen Trockenhefe
- [ ] ½ Prise Zucker

ZUBEREITUNG
Für den Teig alle Zutaten außer der Bohnenpaste in einer Schüssel miteinander vermengen und ordentlich kneten bis der Teig eine leicht zähe Konsistenz erhält. Den Teig dann für etwa eine Stunde an einen warmen Ort gehen lassen.

Sobald der Teig aufgegangen ist aus diesem sechs möglichst gleich große Kugeln formen. Diese dann mit einem Nudelholz auf eine Dicke von etwa 5 Millimetern ausrollen und in der Mitte dann jeweils 1 Esslöffel der Bohnenpaste platzieren.

Danach die Teigfladen wieder schließen – dazu am Rand etwas Wasser auftupfen und den Teig dann nach oben hin zusammendrücken. Die gefüllten Teigtaschen dann nochmals weitere 20 Minuten zum Gehen stehen lassen.

Darauffolgend dann die Hefeklöße in einen Dampfkochtopf geben und auf mittlerer Stufe rund 20 Minuten mit geschlossenem Deckel dampfgaren. Alternativ kann zum Garen auch ein Kochtopf mit heißem Wasser benutzt werden mit einem Sieb, welches in den Topf gehängt und in dem die Klöße drapiert werden. Auch bei dieser Variante den Deckel auf den Topf setzen – dabei allerdings darauf achten, dass die Klöße ausreichend Abstand zum heißen Wasser haben.

GRÜNER SMOOTHIE

Eine echte Vitaminbombe in auffallender Farbe - mehr gibt es zum Thema der leckeren grünen Smoothies eigentlich nicht zu sagen.

Zutaten:
- ☐ 100 Gramm Blattspinat oder junger Spinat, gefroren
- ☐ 1 Banane
- ☐ 2 Äpfel
- ☐ 200 ml Wasser und 200 ml Reismilch (oder 400 ml Wasser)
- ☐ 2 EL Chiasamen
- ☐ Eine Hand voll frische Minzblätter

Zubereitung:
1. Mixe alle Zutaten im Mixer gut durch und genieße den gesunden Drink.

RÖSTKARTOFFELN FÜR FAULE

Zubereitungszeit: 50 Minuten
2 Portionen

Zutaten:
400 g Kartoffeln
2 TL Olivenöl
Frischer Thymian
Frischer Rosmarin
Salz und Pfeffer

Zubereitung:

Ofen auf 190 Grad Ober- und Unterhitze vorheizen.
Kartoffeln waschen, schälen und in dünne Scheiben schneiden.
Eine Auflaufform mit 1 TL Olivenöl einfetten und die Kartoffelscheiben darin schichten.
Mit dem übrigen Olivenöl beträufeln und mit Salz und Pfeffer würzen.
Rosmarin und Thymian waschen, trocken schütteln und fein hacken. Danach die Kartoffeln damit bestreuen.
Auf mittlerer Schiene für 40-45 Minuten backen.
Aus dem Ofen holen, ein wenig auskühlen lassen und servieren.

KNOBLAUCHSUPPE

Kalorien: 120,8 kcal | Eiweiß: 4,3 g | Fett: 5,3 g | Kohlenhydrate: 9,8 g

Zubereitungszeit: 15 Minuten

Zutaten für eine Portion:

3 Zehen Knoblauch | eine Messerspitze Ingwer gerieben | 1 TL Olivenöl | 2 EL Weißwein | 100 ml Gemüsebrühe | 100 ml Sojasahne | Salz | eine Messerspitze Cayennepfeffer | 1 EL Petersilie gehackt zum Garnieren

Zubereitung:

Den Knoblauch grob hacken und zusammen mit dem Ingwer im Olivenöl anschwitzen. Mit dem Wein ablöschen und mit der Brühe aufgießen. Für 12 Minuten köcheln lassen, pürieren und mit der Sojasahne verfeinern. Mit Salz und Cayennepfeffer abschmecken, anrichten und mit Petersilie bestreuen.

KARTOFFEL-SUPPE MIT STEINPILZEN UND ZWIEBEL

4 Portionen
3 fest kochende Kartoffeln
eine Handvoll Steinpilze
2 große Zwiebel
½ Liter Gemüsesuppe
1 EL Kokosöl
½ EL in feine Scheiben geschnittenen Ingwer
etwas Salz
etwas Pfeffer
etwas Petersilie und andere Suppenkräuter

Schälen Sie zuerst die Zwiebel und hacken Sie sie klein. Auch die Kartoffeln schälen Sie und schneiden diese feinwürfelig. Braten Sie danach beides in einem großen Topf im Öl goldgelb für etwa 5 Minuten an.

Löschen Sie alles mit der Gemüsesuppe ab und lassen Sie diese dann köcheln, bis die Kartoffeln schön weich sind. Schmecken Sie die Suppe danach mit Salz und Pfeffer ab und geben Sie die Ingwerscheiben dazu. Unmittelbar danach können Sie auch die geschnittenen Steinpilze unterrühren und das Ganze mit den Kräutern würzen.

Lassen Sie die Suppe nun für etwa 10 Minuten am Herd ziehen. Vor dem Servieren können Sie die Suppe mit Petersilie bestreuen.

VEGANES KICHERERBSENCURRY

Zubereitungszeit: **35 Minuten**

Portionen: **3**

Zutaten:
- 2 EL Kokosöl
- 1 Dose Kichererbsen
- 400 g Brokkoli
- 40 g Rosinen
- 200 g Möhren
- 200 ml Kokosmilch
- 2 TL Currypulver
- 1 Zwiebel
- 30 g Mandelblättchen

Zubereitung:
Die Rosinen in 200 ml heißem Wasser einweichen lassen. Brokkoli in Röschen schneiden. Möhren schälen und klein schneiden. Zwiebel schölen, halbieren und in Ringe schneiden.

Etwas öl auf einer Pfanne erhitzen und die Zwiebel darin anbraten. Curry zugeben und dann Möhren und Brokkoli untermischen. Mit Salz würzen und für 5 Minuten dünsten.

Kichererbsen abtropfen lassen und mit in die Pfanne geben. Die Rosinen, Kokosmilch und das

Einweichwasser der Rosinen hineingeben und verrühren. Nun alles für 8 Minuten köcheln lassen. Mandelblättchen in einer Pfanne ohne fett anrösten.
Das Curry servieren und mit den Mandelblättchen bestreuen.

KOKOS BANANEN PFANNKUCHEN

Portionen: 8 - VORBEREITUNG: 10 MINUTEN – ZUBEREITUNG: 15 MINUTEN   Einfach
Perfekt für einen Brunch unter Familie und Freunden.

- 150g Mehl
- 2 TL Backpulver
- 3 EL Puderzucker
- 400ml Kokosmilch
- Pflanzenöl
- 1-2 Bananen, in dünne Scheiben geschnitten
- 2 Passionsfrüchte, Fruchtfleisch herausgeschöpft

50)   1)   Mehl und Backpulver in eine Schüssel sieben und 2 EL Zucker und eine Prise Salz einrühren.
2)   Kokosmilch in eine Schüssel geben. Milch langsam in die Mehlmischung geben und rühren.
3)   In einer Pfanne Öl erhitzen. 2 EL Teig, um Pfannkuchen zuzubereiten. 4-5 Stück Bananen Scheiben in Pfannkuchen schieben. Wenden und 1 Minute lang braten. Mit dem restlichen Teig wiederholen.
4)   Währenddessen restliche Kokosmilch und Zucker in eine Pfanne geben und eine Prise Salz hinzufügen. Köcheln lassen.
5)   Pfannkuchen mit Sauce und Passionsfruchtsamen servieren.

Kalorien: 179; Fett: 8g; Kohlenhydrate: 23g; Ballaststoffe: 1g; Protein: 2g

GELBER LINSEN DAL

Nährwerte: Kalorien: 316,6 kcal, Eiweiß: 18,8 Gramm, Fett: 6,1 Gramm, Kohlenhydrate: 44,5 Gramm

Für eine Portion benötigst du:
1 Schalotte
1 Knoblauchzehe
1 Messerspitze Ingwer, gerieben
1 Messerspitze Kurkuma, gemahlen
1 TL Sesamöl
1 rote Chili
60 Gramm gelbe Linsen
120 ml Gemüsebrühe
1 Lorbeerblatt
1 Prise Anispulver
Salz und Pfeffer
1 EL Petersilie, gehackt
etwas Zitronenabrieb

So bereitest du dieses Gericht zu:
Schalotte und Knoblauch klein schneiden und zusammen mit Ingwer, Kurkuma und gehackter Chili im Sesamöl anbraten. Die Linsen hinzugeben, durchrühren und mit der Brühe aufgießen. Mit Lorbeerblatt, Anis, Salz und Pfeffer abschmecken und alles für 30 Minuten bei mittlerer Hitze köcheln lassen.
Kurz vor dem Servieren mit Petersilie und Zitronenabrieb verfeinern.

QUINOA- SALAT

Nährwerte:

- Kalorien: 494,9 kcal
- Eiweiß: 15,1 Gramm
- Fett: 16,3 Gramm
- Kohlenhydrate: 68,8 Gramm

Für eine Portion benötigst du:

- 100 Gramm Quinoa
- 200 ml heiße Gemüsebrühe
- 2 Scheiben Ingwer
- 1/4 rote Zwiebel
- 1/4 Gurke
- 1/4 gelbe Möhre
- 1 EL Mais
- Saft einer Zitrone
- 1 EL Haselnussöl
- 1/2 TL Ahornsirup
- Salz und Pfeffer
- 1 EL Petersilie gehackt
- 1 EL Erdnüsse geröstet

So bereitest du dieses Gericht zu:

Quinoa und Ingwer in eine Schüssel geben und mit der heißen Brühe übergießen. Für 15 Minuten quellen lassen. Das Gemüse klein schneiden und nach dem Quellen unter den Quinoa rühren. Mit Zitronensaft, Haselnussöl, Ahornsirup, Salz und Pfeffer abschmecken, anrichten und mit Petersilie und gehackten Erdnüssen bestreuen.

VEGANE AVOCADO-NUDELN MIT CHERRYTOMATEN

Für: 4 Personen
Schwierigkeitsgrad: einfach
Dauer: 20 Minuten Gesamtzeit
Zutaten
340 g vegane Spaghetti
2 reife Avocados
30 g Basilikum
1 Knoblauchzehe
2 Esslöffel Zitronensaft
Salz, Pfeffer
80 ml Olivenöl
2 Handvoll Kirschtomaten
50 g Pinienkerne
Zubereitung
Nudeln bissfest kochen.
Avocado entkernen und Fruchtfleisch auslöffeln. Knoblauch schälen und fein hacken. Knoblauch, Basilikum, Zitronensaft und Avocado in einem Mixer cremig mixen. Salzen und pfeffern.
Olivenöl in einem dünnen Rinnsal zu der Masse im Mixer laufen lassen und mixen, bis die Masse schön cremig ist.
Pinienkerne in einer Pfanne goldbraun anrösten.
Jetzt die Nudeln mit der Avocado-Sauce vermischen. Kirschtomaten halbieren und mit der Avocado-Pasta vermengen. Pinienkerne darüber streuen und servieren.

WIRSING-PIZZA

Für 4 Portionen
Zubereitungszeit: 70 Minuten
Schwierigkeitsgrad: leicht

Zutaten:
Für den Teig:
350 Gramm Dinkelmehl
200 Milliliter lauwarmes Wasser
½ Würfel Frischhefe
Salz, Zucker
2 Esslöffel Olivenöl

Für den Belag:
350 Gramm Wirsingkohl
90 Gramm Pardina Linsen
50 Milliliter Rotwein
100 Gramm Tomatenmark
2 Zwiebeln
1 Dose Tomaten, 500 Gramm
Salz, Pfeffer, Paprikapulver
Etwas Zitronensaft
Etwas geriebene Muskatnuss
5 Esslöffel Olivenöl

Zubereitung:

1. In das Mehl eine Mulde drücken, Hefe hineingeben. Übrige Zutaten für den Teig hinzugeben. Teig bereiten und 50 Minuten gehen lassen.
2. Linsen in Wasser ca. 30 Minuten garen und abgießen. Kohl in schmale Streifen schneiden. Zwiebeln würfeln, Knoblauch pressen. Olivenöl erhitzen und Kohl darin anbraten. Knoblauch und Tomatenmark dazugeben, mit Wein ablöschen, Tomaten dazugeben. Zitronensaft, Gewürze und Linsen dazugeben, alles gut durchrühren.
3. Teig auf einem mit Backpapier belegten Blech ausrollen und Wirsingmasse darauf verteilen. Pizza bei 200 Grad Ober- und Unterhitze 30 Minuten backen.

GEMÜSEWRAPS

Ergibt 2 Wraps

Fertig in: 20min	Schwierigkeit: leicht

2 große Eisbergsalatblätter	**2 Stängel Petersilie**
1 Avocado	1EL frischer Zitronensaft
¼ Gurke	1TL Kokosöl
1 Tomate	Chiliflocken
1 Schalotte	Salz und Pfeffer

LOS GEHT´S

1. Avocado halbieren, entkernen, Fluchtfleisch mit einem Löffel heraus trennen und Avocado mit einer Gabel zerdrücken.
2. Gurke waschen, schälen und klein reiben.
3. Tomate waschen, Strunk entfernen und in kleine Stücke schneiden.
4. Schalotte schälen und klein hacken.
5. Petersilie waschen und klein hacken.
6. Gemüse mit Kokosöl, Petersilie Zitronensaft gut vermischen, sodass sie eine Masse ergeben.
7. Mit Salz, Pfeffer und Chiliflocken je nach Bedarf abschmecken.

8. Salatblätter vorsichtig waschen und auf einen Teller legen. Die Avocadomasse gleichmäßig auf den Blättern verteilen und anschließend zusammenrollen. Bei Bedarf mit Bändern oder Zahnstochern fixieren.
9. Servieren und genießen.

KNUSPERMÜSLI (LOW CARB)

Ein beliebtes und vor allem leckeres Frühstück ist Müsli – doch wie wäre es dieses einmal selbst zu gestalten und dabei auch noch vollkommen kohlenhydratarm? Mit diesem Rezept ist es problemlos möglich!

Schwierigkeitsgrad: leicht
Portionen: 2
Zubereitungsdauer: 10 Minuten

ZUTATEN
- ☐ 4 Esslöffel Kokosöl
- ☐ 6 Esslöffel Ahornsirup
- ☐ 6 Esslöffel Buchweizen
- ☐ 6 Esslöffel Chiasamen
- ☐ 6 Esslöffel Sonnenblumenkerne
- ☐ 12 Esslöffel Leinsamen
- ☐ 16 Esslöffel gemischte Flocken nach Wahl
- ☐ 16 Esslöffel gemischte Nüsse (Haselnüsse, Mandeln, Paranüsse, Walnüsse)

Zubereitung
Alle benötigten Zutaten zusammen in eine Schüssel geben und mit dem Kokosöl vermengen bis alles feucht geworden ist und die einzelnen Zutaten aneinander haften. Dabei können einzelne Teile weiterhin vorhanden bleiben, da daraus kein homogener Teig

entstehen sollte.

Ein Backblech mit Backpapier auslegen und darauf das feuchte Müsli verteilen. Das Ganze dann bei 180°C Umluft im Backofen backen bis das Müsli eine goldbraune Farbe annimmt.

Das Müsli danach aus dem Ofen nehmen, ein wenig auskühlen lassen und entweder mit einer veganen Milch oder mit Sojajoghurt zusammen genießen.

TOMATENSUPPE MIT QUINOA

Abends liebe ich oft leichte Gerichte wie Salate oder Suppen. Danach kann ich besser schlafen als nach schweren Gerichten. Hier kommt ein einfaches und schnelles Rezept für Liebhaber von Tomaten.

Zutaten für 3 Portionen:

- ☐ 75 Gramm Quinoa
- ☐ 700 ml passierte Tomaten
- ☐ 500 ml Gemüsebrühe
- ☐ 100 ml Orangensaft (ideal ist frisch gepresster Saft)
- ☐ 60 Gramm Mandelmus
- ☐ Jeweils 1 tl Kreuzkümmel und scharfes Paprikapulver
- ☐ Ein wenig Zimt, Salz und Pfeffer

Zubereitung:

2. Spüle im ersten Schritt den Quinoa gründlich mit kaltem Wasser zum Entfernen der Bitterstoffe in einem feinen Sieb ab. Koche nun den Quinoa in 400 ml der Gemüsebrühe für 12 Minuten vor und gieße diesen im Anschluss ab.

3. Nun lässt du die passierten Tomaten mit dem Rest der Gemüsebrühe kurz in einem Topf aufkochen. Im nächsten Schritt kommen der Orangensaft und alle Gewürze. Im letzten Schritt kommen das Mandelmus zusammen mit dem Quinoa hinzu.

Schmecke die Tomatensuppe nach Geschmack mit Salz und Pfeffer ab.

SÜSSES KÜRBISSÜPPCHEN

Zubereitungszeit: 20 Minuten
2 Portionen

Zutaten:
200 g Hokkaidokürbis
200 g Ananas
400 ml Mandeldrink
1 EL geschrotete Leinsamen
1 EL gehackte Walnüsse
1 Msp. geriebene Muskatnuss
1 Msp. Zimt
1 Msp. gemahlener Ingwer
Salz

Zubereitung:

Kürbis waschen, halbieren und den Strunk abschneiden. Kerne mit einem Löffel auskratzen und das Fruchtfleisch in grobe Stücke schneiden.
Ein wenig Wasser in einem Topf zum Kochen bringen und die Kürbisstücke darin für 10-15 Minuten garen. Abgießen und in eine Schüssel füllen.
Strunk und Schale von der Ananas entfernen und das Fruchtfleisch in kleine Würfel schneiden. Danach zum Kürbis dazugeben. Nun den Mandeldrink, Muskat,

Zimt, Ingwer sowie eine Prise Salz hinzufügen und die Mischung mit einem Stabmixer pürieren, bis die Suppe die gewünschte Konsistenz angenommen hat.

Suppe in zwei Schälchen oder auf zwei Tellern anrichten, mit geschroteten Leinsamen und gehackten Walnüssen bestreuen und lauwarm oder kalt servieren.

AFRIKANISCHER EINTOPF

Kalorien: 221,9 kcal | Eiweiß: 8,6 g | Fett: 1,4 g | Kohlenhydrate: 42,3 g

Zubereitungszeit: 80 Minuten

Zutaten für zwei Portionen:

50 Gramm Spitzkohl | 1/2 Karotte | 50 Gramm Pastinake | 50 Gramm Kidneybohnen | 1/4 grüne Paprika | 1/4 rote Paprika | 2 Zehe Knoblauch | 50 Gramm Mais | 1 Kochbanane | 1 Chili | 2 EL Essig | 200 Gramm Passierte Tomaten | 100 ml Gemüsebrühe | 1 TL Chakalaka Gewürz | Salz | Pfeffer

Zubereitung:

Das Gemüse klein schneiden und zusammen mit den restlichen Zutaten in einen Topf geben. Bei kleiner Hitze für eine Stunde kochen lassen, nach Bedarf nachwürzen und anrichten.

ZUCCHINI-CHIPS

Zucchinis gehören zu den Kürbisgewächsen. Sie eignen sich für viele Gerichte, weil sie sich geschmacklich nicht in den Vordergrund drängen.

2 Portionen
2 Zucchinis
2 EL Olivenöl
1 TL Salz
1 TL Pfeffer
1 TL Knoblauchpulver

Backofen bei 200 Grad vorheizen.
Zucchinis waschen, die Enden abschneiden und in dünne Scheiben schneiden. Die Scheiben auf ein mit Backpapier ausgelegtes Backblech verteilen, mit Olivenöl bestreichen und mit den Gewürzen bestreuen. 30 Minuten im Backofen backen. Dabei immer wieder wenden.

KICHERERBSEN MIT QUINOA

Zubereitungszeit: **15 Minuten**

Portionen: **4**

Zutaten:
- 1 rote Zwiebel
- 200 g Quinoa
- 800 g Kichererbsen
- 1 Handvoll Petersilie
- 480 ml Gemüsebrühe
- 5 Kirschtomaten
- 2 EL Apfelessig
- Salz und Pfeffer
- 4 EL olivenöl
- 1 EL Ahornsirup

Zubereitung:

Quinoa mit Gemüsebrühe für 15 Minuten kochen. Anschließend 5 Minuten ziehen lassen.

Kichererbsen abgießen. Zwiebel würfeln, Kirschtomaten waschen und halbieren.

Die Kichererbsen mit Quinoa und Tomaten in einer Schüssel vermengen. Petersilie hacken und drüberstreuen.

Dann alle flüssigen Zutaten mit Salz und Pfeffer verrühren und über die Kicherbsen gießen.

EINGELEGTE RÜBEN

Portionen: 4 - VORBEREITUNG: **10 MINUTEN** – ZUBEREITUNG: **11 MINUTEN** Einfach

Genießen Sie die Rüben vor der Mahlzeit oder in einem Salat.

190°C Kochen

- 225g Rüben
- 1 TL grob gemahlene Senfsamen
- ¼ TL gemahlener roter Pfeffer
- ¼ TL gemahlener schwarzer Pfeffer
- 1 EL Pflanzenöl
- 3 EL Essig
- Etwas Salz

1) Beide Enden der Rübe abschneiden und Rübe abschälen. Mit kaltem Wasser abspülen. In Längsrichtung halbieren. In Halbkreise ca. 6mm scheiden.

2) Alle anderen Zutaten in ein Glas geben und mischen.

3) Rüben hinzufügen und durchschütteln.

4) 10 Tage lang auf eine sonnige Fensterbank stellen. Einmal täglich durchschütteln.

Pro Portion: Kalorien: 35; **Fett:** 2g; **Kohlenhydrate:** 9g; **Ballaststoffe:** 4g; **Protein:** 4g

ASIATISCHER PAK CHOI-SALAT

Nährwerte: Kalorien: 136,3 kcal, Eiweiß: 2,9 Gramm, Fett: 10,3 Gramm, Kohlenhydrate: 6,9 Gramm

Für eine Portion benötigst du:
- 50 Gramm Pak Choi
- 1/2 rote Zwiebel
- 30 Gramm Papaya
- 1 Radieschen
- 1/4 gelbe Paprika
- 1 EL Limettensaft
- 1/2 TL Zucker
- 1 EL Sesamöl
- 1 EL Sesam geröstet

So bereitest du dieses Gericht zu:
Obst und Gemüse klein schneiden und aus den restlichen Zutaten ein Dressing rühren. Den Salat damit marinieren, für 6 Minuten ziehen lassen und servieren.

VEGANER SCHÜTTELSALAT

Nährwerte:

- Kalorien: 168,7 kcal
- Eiweiß: 3,2 Gramm
- Fett: 10,1 Gramm
- Kohlenhydrate: 15 Gramm

Für eine Portion benötigst du:

- 1 EL Olivenöl
- 1 EL Apfelessig
- Salz
- 1 Prise Zucker
- 1 Messerspitze Ingwer gerieben
- 1 EL Minze gehackt
- 1 EL Mais
- 2 Kirschtomaten halbiert
- 30 Gramm Mango gewürfelt
- 1/4 Paprika rot und grün gewürfelt
- 10 Gramm Rucola Salat
- 1 TL Leinsamen

So bereitest du dieses Gericht zu:

Alle Zutaten in eine verschließbare Schüssel geben, gut durchschütteln und genießen. Der Salat eignet sich hervorragend zum Mitnehmen.

VEGANER FRENCH TOAST

Für: 2 Personen
Schwierigkeitsgrad: normal
Dauer: 25 Minuten Gesamtzeit

Zutaten

0.25Stk Banane
175ml Hafermilch
30g Weizenvollkornmehl
1Prise Zimt
0.5TL Hefeflocken
0.25TL Backpulver
4Schb Toastbrot
1EL Johannisbeermarmelade
200ml Pflanzenöl
0.5EL Staubzucker (zum Bestreuen)

Zubereitung

Haferdrink, Hefeflocken, Mehl, Zimt und Backpulver in einen tiefen Teller geben.
Dann eine geschälte Banane durchmixen und mit der Paniermasse für 5 Minuten ziehen lassen.
Toastbrotscheiben mit Johannisbeermarmelade bestreichen und mit den anderen zwei Scheiben belegen.
Eine Pfanne mit ca. einem Zentimeter hoch Öl darin erhitzen. Die vorbereiteten Toasts beidseitig durch die Paniermasse ziehen und für ca. 5 Minuten von beiden Seiten goldbraun backen.

Abschließend die Toastscheiben auf Küchenpapier abtropfen lassen und mit Staubzucker bestreuen.

BURRITO-BOWL

Für 4 Portionen
Zubereitungszeit: 30 Minuten
Schwierigkeitsgrad: leicht

Zutaten:
200 Gramm Jasminreis
1 rote Paprika
2 Zwiebeln
150 Gramm gekochte schwarze Bohnen
200 Gramm Passata
½ Chilischote
200 Milliliter Passata
1 fein gehackte Knoblauchzehe
2 Esslöffel Tomatenmark
1 Esslöffel Agavendicksaft
1 Esslöffel fein gehackter Koriander
2 Teelöffel Tabasco
150 Gramm gekochte Maiskolben
2 Limetten
Einige Salatblätter
Salz, Pfeffer
Olivenöl
Cashew-Käse-Dip als Topping

Zubereitung:
1. Jasminreis kochen. Zwiebeln und Paprikaschote würfeln, Chilischote in Ringe schneiden.

2. Olivenöl erhitzen und die Hälfte der Zwiebeln darin andünsten. Bohnen, Tomatenmark, Passata, Knoblauch, Agavendicksaft, Koriander, Salz und Pfeffer dazugeben und 15 Minuten köcheln lassen.
3. Zwiebeln mit Paprika und Chili in einer weiteren Pfanne mit Olivenöl anbraten. Saft und abgeriebene Schale einer Limette unter den Jasminreis rühren. Mais mit Essig, Öl, Salz und Pfeffer würzen.
4. Reis mit Salatblättern, Limettenscheiben und den übrigen Zutaten mischen. Cashew-Käse-Dip darübergeben.

GEMÜSEPFANNE MIT ANANAS

Ergibt 4 Portionen

Fertig in: 30min   Schwierigkeit: leicht

2 Paprika	2TL Curry
1 Zucchini	2EL Sojasauce
15 Cherrytomaten	150ml Bio-Sahne
2 Karotten	1 Chilischote
¼ frische Ananas	½ TL Thymian
4 Frühlingszwiebeln	Salz und Pfeffer
2 Zwiebeln	Sesamöl zum Braten
2 Knoblauchzehen	300g Vollkornreis

LOS GEHT´S

1. Reis nach Packungsanleitung kochen.
2. Zucchini, Karotten, Frühlingszwiebeln und Cherrytomaten in dünne Scheiben schneiden. Zucchinischeiben nochmals vierteln. Paprika würfeln und Knoblauchzehe pressen. Zwiebeln klein würfeln und Chilischote hacken.
3. Ananas schälen, harten Strunk entfernen und in kleine Stücke schneiden.

4. Öl in einer Pfanne erhitzen und Zwiebeln goldbraun dünsten. Knoblauch hinzugeben und kurz mit braten.
5. Gemüse, Ananas und Chilischote hinzugeben und einen kleinen Moment braten. Mit Sojasauce, Thymian, Salz und Pfeffer würzen und alles gut vermischen.
6. Sahne und Curry hinzugeben und alles gut vermischen. 5 Minuten köcheln lassen.
7. Mit Reis servieren und genießen.

AUBERGINEN-RÖLLCHEN

Eine lecker pikante Vorspeise mit fruchtigen Tomaten und Oliven.

Schwierigkeitsgrad: leicht
Portionen: 2
Zubereitungsdauer: 30 Minuten
Koch-/Backzeit: 15 Minuten

ZUTATEN

- ☐ 100 g Tomatenmark
- ☐ 1 Esslöffel Olivenöl
- ☐ ½ Zweig Rosmarin
- ☐ ½ Zweig Thymian
- ☐ 2 Zweige Oregano
- ☐ ½ Aubergine
- ☐ 1 Knoblauchzehe
- ☐ 1 ½ Zwiebel
- ☐ 6 Oliven
- ☐ 6 Tomaten, getrocknet
- ☐ **Knoblauchpulver**
- ☐ Kräuter der Provence als Alternative zu den Kräuterzweigen
- ☐ **Salz**
- ☐ **Pfeffer**

ZUBEREITUNG

Als erstes die Auberginen gründlich unter fließendem lauwarmen Wasser abspülen, dann in Scheiben schneiden. Die Auberginenscheiben in etwas Olivenöl in einer Pfanne von beiden Seiten anbraten – dabei jeweils die gerade nicht bratende Seite mit Knoblauchpulver, Salz und Pfeffer würzen. Die frischen Kräuter ebenfalls in die Pfanne geben und mitbraten.

Unterdessen die Zwiebeln und den Knoblauch schälen, dabei die Zwiebeln in Scheiben schneiden und den Knoblauch fein würfeln. Beides mit in die Pfanne geben – dabei am Rand verteilen.

Sobald die Auberginen fertig gebraten sind, den Knoblauch und die Zwiebeln in der Pfanne verteilen und mit Tomatenmark vermengen. Alle drei Zutaten für einen kurzen Augenblick anrösten bevor der frische Oregano ebenfalls in die Pfanne gegeben wird. Unter Umständen den Pfanneninhalt mit Salz und Pfeffer abschmecken.

Danach die Knoblauch-Tomaten-Zwiebelmischung aus der Pfanne nehmen und gleichmäßig auf den Auberginenscheiben verteilen. Dann die getrockneten Tomaten darauf geben und die Aubergine zu einer Roulade zusammenrollen. Das Ganze mithilfe eines

Holzspießes fixieren.

Auf die Spieße jeweils eine Olive stecken und nach Belieben mit Rucola oder gehackter Petersilie dekorieren.

LINSENBRATLINGE

Vegane Linsenburger oder Bratlinge können auf viele Arten zubereitet werden. Du magst zum Beispiel keine Möhren? Dann versuche es mit Zucchini und experimentiere ruhig mit den Gewürzen herum. So gestaltest du dir ein ganz besonderes Rezept und erhältst ein tolles Abendessen, welches auch bei großem Hunger geeignet ist.

Zutaten:
- 200 Gramm Linsen (am Vorabend in Wasser einweichen)
- 150 Gramm Möhren
- 1 Zwiebel
- 3 EL Mehl
- 1 TL Curry
- Salz, Pfeffer, Chili
- Nach Geschmack frische Kräuter nach Wahl
- Pflanzenöl zum Anbraten

Zubereitung:

1. Schneide die Zwiebeln und die Möhren in gröbere Stücke. Die Zwiebeln und Möhren pürierst du mit den eingeweichten und abgeschütteten Linsen.

2. Gebe die Gewürze hinzu und füge anschließend das Mehl hinzu. Das Mehl sorgt in diesem Fall dafür, dass die Masse klebrig wird.

3. Die Bratlinge mit einem Esslöffel formen und in Öl von beiden Seiten anbraten.

TORTILLAS MIT SCHOKOLADEN-ZIMT-SOßE

Zubereitungszeit: 15 Minuten
2 Portionen

Zutaten:
50 g Dinkelmehl
30 ml Wasser
1 TL Olivenöl
50 g Zartbitterschokolade
1 TL Kokosöl
½ TL Zimt
Salz

Zubereitung:

Mehl und Salz in einer Schüssel miteinander vermengen. Wer Dinkel nur schlecht verträgt, der greift auf eine glutenfreie Mehlmischung zurück. Wasser und Olivenöl hinzufügen und zu einer homogenen Teigmasse verarbeiten. Ggf. ein wenig Wasser dazugeben.
Eine glatte Arbeitsfläche mit eine wenig Mehl bestäuben. Teig für 2-3 Minuten kräftig durchkneten und in 4 ungefähr gleichgroße Stücke zerteilen.

Pfanne auf dem Herd erhitzen. Aus den Teigstücken flache Tortillas formen und von beiden Seiten für 2-3 Minuten ausbacken. Hierfür ist kein Öl notwendig.

In der Zwischenzeit die Schokosoße zubereiten. Hierfür die Schokolade in einem Wasserbad oder in der Mikrowelle zerlassen. Danach den Zimt einrühren.

Tortillas aus der Pfanne holen und ein wenig abkühlen lassen. Mit der Soße bestreichen, einrollen und servieren.

GEFÜLLTE MELANZANI MIT WILDREIS

Kalorien: 182,4 kcal | Eiweiß: 6,5 g | Fett: 3,2 g | Kohlenhydrate: 30,8 g

Zubereitungszeit: 55 Minuten

Zutaten für zwei Portionen:

1/2 Aubergine | 40 Gramm Wildreis | 100 ml Gemüsebrühe | 2 getrocknete Tomaten | 6 Oliven | 1/2 rote Zwiebel fein gehackt | eine Zehe Knoblauch fein gehackt | 1/2 TL Rosmarin gehackt | eine Messerspitze Kreuzkümmel gemahlen | Salz | Pfeffer | 2 EL veganer Joghurt | 1 EL Minze gehackt

Zubereitung:

Die Aubergine aushöhlen und das Fruchtfleisch klein schneiden. Mit dem Wildreis, der Brühe, den Tomaten, Oliven, Zwiebel und Knoblauch verrühren. Mit Rosmarin, Kümmel, Salz und Pfeffer verrühren und die Aubergine damit befüllen. Das Backrohr auf 160° Celsius aufheizen und die Aubergine bei Ober- und Unterhitze für 40 Minuten garen. Vor dem Servieren mit Joghurt und Minze garnieren.

FALAFEL

Falafel ist ein arabisches Gericht, das auch als Imbiss beliebt ist. Hauptzutat sind Kichererbsen.

4 Portionen
400 g Kichererbsen aus der Dose
1 kleine Zwiebel
1 Bio-Limette
2 TL gemahlenen Koriander
2 TL gemahlenen Kreuzkümmel
100 g Mehl
4 EL Olivenöl

Kichererbsen gut abtropfen lassen. Die Zwiebel schälen und fein würfeln. Limettenschale abreiben, restliche Limette auspressen. Kichererbsen, Zwiebeln, Limettenschale und Limettensaft in einer Küchenmaschine zu einem Teig verarbeiten.

Mit den Händen Plätzchen formen, in Mehl wenden und in der Pfanne auf beiden Seiten knusprig braten. Falafel passen gut zu einem Salat.

GEBACKENER TOFU

Zubereitungszeit: **10 Minuten**

Portionen: **1**

Zutaten:
- 2 Tomaten
- 180 g Tofu
- Salz und Pfeffer
- 1 TL Paprikapulver
- 2 EL Kokosöl
- 6 Bärlauchblätter
- 10 Walnusskerne

Zubereitung:
Tofu in Scheiben schneiden. Tomaten wasachen und in Scheiben schneiden. Bärlauch hacken. Walnusskerne grob hacken. Dann den Bärlauch, Walnüsse und Kokosöl zu einer Paste mahlen.
Ein Stück Alufolie nehmen und die Tofuscheiben im wechsel mit der Tomate darauf platzieren. Dann mit Gewürzen bestreuen und mit der Paste beträufeln.
Im Backofen für 15 Minuten bei 180°C backen lassen.

AUBERGINEN MOUSSE

Portionen: **2** - VORBEREITUNG: **15 MINUTEN** – ZUBEREITUNG: **10 MINUTEN**   Orientalisch

Falls Sie keine Möglichkeit haben die Auberginen zu grillen, können Sie die Auberginen bei 200°C backen, bis sie weich sind.

- 2 Auberginen
- 2 Zitronen, mit Schale
- 2 EL Tahini
- 1 Prise Salz
- 1 Prise schwarzer Pfeffer
- 1 Knoblauchzehe
- 30g Petersilie
- ¼ Stück Granatapfel
- 1 TL Olivenöl

1) Auberginen waschen und grillen, bevorzugt über offene Flamme. Anschließend halbieren, Fruchtfleisch herauskratzen und grob hacken

2) Zitrone auspressen und Saft mit Tahini, Pfeffer und Salz zu den Auberginen geben.

3) Knoblauch abziehen, zerdrücken und Petersilie fein schneiden. Knoblauch und Hälfte der Petersilie zu Auberginen geben und zu einer cremigen Sauce mixen

Pro Portion: Kalorien: 35; **Fett:** 3g; **Kohlenhydrate:** 12g; **Ballaststoffe:** 3g; **Protein:** 4g

LINSEN-EINTOPF

Nährwerte: Kalorien: 373,9 kcal, Eiweiß: 19,3 Gramm, Fett: 6,5 Gramm, Kohlenhydrate: 51,6 Gramm

Für eine Portion benötigst du:
1/2 Zwiebel
1 Knoblauchzehe
1 TL Öl
1 TL Tomatenmark
30 ml Rotwein
150 ml Gemüsebrühe
60 Gramm Linsen, küchenfertig
1 Stange Staudensellerie
50 Gramm Kürbis
1 Prise Kümmel, gemahlen
1/2 TL Kräuter der Provence
Salz und Pfeffer
1 kleine mehlige Kartoffel, fein gerieben

So bereitest du dieses Gericht zu:
Zwiebel und Knoblauch fein hacken und im Öl anbraten. Das Tomatenmark mitrösten und alles mit dem Rotwein ablöschen. Mit der Brühe aufgießen und die Linsen hinzugeben. Staudensellerie und Kürbis klein schneiden und ebenfalls mitkochen. Mit Kümmel, Kräutern, Salz und Pfeffer abschmecken. Zuletzt die geriebene Kartoffel einrühren und alles für etwa 20 Minuten bei mittlerer Hitze köcheln lassen.

KNUSPRIGE GRÜNKERNLAIBCHEN

Nährwerte:

- Kalorien: 271,2 kcal
- Eiweiß: 9,4 Gramm
- Fett: 7,2 Gramm
- Kohlenhydrate: 40,4 Gramm

Für eine Portion benötigst du:

- 50 Gramm Grünkern Schrot
- 80 ml Gemüsebrühe
- 1/4 Möhre geraspelt
- 1 EL Mais
- 1/2 Stange Staudensellerie geraspelt
- 1 EL Sojaflocken
- 1 EL Weizenkleie
- 1 Messerspitze Ingwer gerieben
- 1 Messerspitze Kümmel gemahlen
- 1/2 TL Majoran
- Salz und Pfeffer
- 1 TL Maismehl
- 1 EL Petersilie
- Öl zum Backen

So bereitest du dieses Gericht zu:

Alle Zutaten vermengen und aufkochen lassen. Vom Herd nehmen und abkühlen lassen. Mit feuchten Händen Laibchen formen und diese im Öl backen oder frittieren.

GEBACKENER KÜRBIS

Für: 6 Personen
Schwierigkeitsgrad: normal
Dauer: 160 Minuten Gesamtzeit

Zutaten

1 Butternusskürbis, (1,2 kg)
Olivenöl
1 rote Zwiebel
1 Knoblauchzehe
1 Bund frischer Salbei, (30g)
10 sonnengetrocknete Tomaten
75 g vakuumverpackte Kastanien
75 g Basmatireis
75 g getrocknete Cranberries
1 Prise gemahlener Piment
Rotwein

Zubereitung

Den Ofen auf 180 ° C / Gas 4 vorheizen.
Waschen Sie den Kürbis, schneiden Sie ihn sorgfältig in der Mitte in der Länge, dann entfernen Sie und reservieren Sie die Samen. Verwenden Sie einen Löffel, um etwas Fleisch heraus zu schöpfen und zu schöpfen, eine Galle für die Füllung entlang der Länge des Kürbisses machend.
Das ausgeschnittene Fleisch mit den Samen fein hacken und in eine Pfanne bei mittlerer Hitze mit 2 Esslöffeln Öl geben.

Die Zwiebel und den Knoblauch schälen, fein hacken und unter ständigem Umrühren zugeben, während die Salbeiblätter gepflückt und mit den getrockneten Tomaten und Kastanien fein gehackt werden.
Mit Reis, Preiselbeeren und Piment in die Pfanne rühren, eine gute Prise Meersalz, schwarzen Pfeffer und einen Schluck Rotwein hinzufügen und gut vermischen. Braten Sie das für 10 Minuten oder bis erweicht, gelegentlich umrühren.
Die Mischung in die beiden Kürbishälften dicht in die Rinne füllen und die Hälften fest zusammendrücken. Reiben Sie die Haut des Kürbis mit ein wenig Öl, 7. Salz und Pfeffer, und wenn Sie sie haben, klopfen Sie auf zusätzliche Kräuterblätter, die Sie zur Hand.
Setzen Sie den Kürbis in der Mitte einer doppelten Schicht der Zinnfolie, dann wickeln Sie ihn fest ein. Backen Sie für ungefähr 2 Stunden oder bis weich und durch gekocht.
Sobald Sie fertig sind, nehmen Sie den Kürbis zum Tisch und öffnen Sie die Folie vor allen, dann schnitzen Sie in schöne dicke Scheiben und servieren Sie mit allen üblichen Zutaten.

COUSCOUS TO GO

Für 2 Portionen
Zubereitungszeit: 30 Minuten
Schwierigkeitsgrad: leicht

Zutaten:
1 kleine Aubergine
500 Gramm Kirschtomaten
500 Gramm Zucchini
300 Gramm Couscous
1 gehackte Zwiebel
2 Knoblauchzehen, fein gewürfelt
500 Milliliter Tomatensaft
200 Gramm Sojajoghurt
4 Esslöffel Olivenöl
Ras el-Hanout
Salz, Pfeffer
Oregano und Thymian
500 Milliliter Wasser

Zubereitung:
1. Aubergine und Zucchini würfeln, Tomaten halbieren, Kräuter hacken.
2. Öl erhitzen, Zwiebel, Knoblauch und Aubergine darin anbraten. Kräuter und Gewürze hinzufügen. Tomatensaft, Wasser und Couscous dazugeben und verrühren. Kochen, bis die Flüssigkeit verdampft ist.

Tomaten nach etwa zehn Minuten dazugeben. Vor dem Servieren den Sojajoghurt unterheben.

RATATOUILLE

Ergibt 2 Portionen

Fertig in: 30min   **Schwierigkeit: mittel**

1 Paprika	2 EL Kokosöl
2 Tomaten	100ml Wasser
½ Zucchini	1EL Oregano
½ Aubergine	Scharfes Paprikapulver
1 Zwiebel	Salz und Pfeffer

LOS GEHT´S

1. Paprika waschen, Strunk und Kerne entfernen und in kleine Würfel schneiden.
2. Tomaten waschen, Strunk entfernen, leicht einritzen und etwa 1 Minute in kochendes Wasser geben. Schale abziehen und geschälte Tomaten in kleine Stücke schneiden.
3. Zucchini und Aubergine waschen, Strunk entfernen und würfeln.
4. Zwiebel schälen und klein hacken.
5. Öl in einer Pfanne erhitzen und Zwiebeln goldbraun anbraten. Das restliche Gemüse hinzugeben und alles gut vermischen.

6. Unter ständigem Rühren 10 Minuten gar werden lassen.
7. Wasser und Oregano hinzugeben und nochmals 3 Minuten köcheln lassen.
8. Mit den Gewürzen abschmecken und alles 5 Minuten durchziehen lassen.
9. Servieren und genießen.

KAROTTEN-SPARGEL-PFANNE (LOW CARB)

Eine leckere und gesunde Vorspeise, die innerhalb kürzester Zeit mit geringem Aufwand zubereitet ist.

Schwierigkeitsgrad: leicht
Portionen: 2
Zubereitungsdauer: 10 Minuten
Koch-/Backzeit: 4 Minuten

ZUTATEN
- ☐ 320 g grüner Spargel
- ☐ 3 Teelöffel geschälte Hanfsamen
- ☐ 2 Esslöffel cremiges Kokosöl
- ☐ 2 große gelbe Karotten
- ☐ einige Rote-Beete-Sprossen
- ☐ Salz
- ☐ Pfeffer
- ☐ Parmesanersatz

ZUBEREITUNG

Den grünen Spargel waschen, das Ende ein Stück weit abschneiden und schräg in Scheiben schneiden – alternativ kann auch bereits küchenfertig geschnittener Spargel gekauft werden.

Kokosöl in eine Pfanne geben und auf mittlerer Hitze schmelzen. Darin dann für rund 2 Minuten die Spargelscheiben braten.

Die Karotten können währenddessen bereits geschält und mit einer Reibe klein gehobelt und dann zum Spargel in die Pfanne gegeben werden.
Nach einer Minute die Hanfsamen mit in die Pfanne geben und mit den Gewürzen abschmecken.
Den gewählten Parmesanersatz mit in die Pfanne geben und unterrühren – sollte richtiger Parmesan verwendet werden, kann unter Umständen auf die Verwendung des Salzes verzichtet werden.
Die Rote-Beete-Sprossen für einen kurzen Moment unter laufendem Wasser abwaschen und auf dem fertigen Gericht verteilen.

KEKSE MIT BANANEN

Sehr gut für unterwegs eignet sich auch (gesundes) Gebäck. Diese Kekse kannst du durch sehr dunkle vegane Schokolade und glutenfreie Haferflocken gut in deinen Alltag einbauen.

Zutaten:
- [ ] 2 sehr reife Bananen
- [ ] 2 bis 3 EL Erdnussmus
- [ ] 50 Gramm dunkle vegane Schokolade
- [ ] 160 Gramm Haferflocken (am besten glutenfrei)
- [ ] 1 Prise Salz

Zubereitung:

1. Heize schon einmal deinen Ofen auf 180 Grad vor.

2. Hacke die Schokolade in nicht zu grobe Stücke. Püriere nun die Bananen und vermische alle Zutaten miteinander.

3. Forme die Masse in kleine Kugeln und drücke diese noch ein wenig platt. Die Kekse werden für etwa 10 bis 15 Minuten gebacken - achte darauf, dass sie nicht zu dunkel werden.

GERÖSTETE KÜRBISKERNE IN SALZIGER KARAMELLSOßE

Zubereitungszeit: 30 Minuten
2 Portionen

Zutaten:
50 g Kürbiskerne
1 TL Mandelmus
1 EL Wasser
2 TL brauner Rohrzucker
1 EL Rapsöl
1 Msp. Zimt
1 Msp. gemahlener Ingwer
Salz

Zubereitung:

Ofen auf 150 Grad Ober- und Unterhitze vorheizen.
Kürbiskerne in eine große Schüssel geben und mit dem Mandelmus, dem Wasser und 1 TL Zucker vermengen. Danach mit Zimt und Ingwer würzen.
Ein Backblech mit einem Stück Backpapier auslegen und die Kürbiskerne gleichmäßig auf dem Blech verteilen.
Auf mittlerer Schiene für 20-25 Minuten rösten lassen.

In der Zwischenzeit die Soße zubereiten. Hierfür das Öl in einer Pfanne erhitzen und 1 TL Rohrzucker sowie eine Prise Salz einrühren. Für 2-3 Minuten bei niedriger Temperatur unter ständigem Rühren karamellisieren lassen.

Kürbiskerne aus dem Ofen nehmen und in die Pfanne geben. Für weitere 2-3 Minuten unter ständigem Rühren erhitzen.

Pfanne vom Herd nehmen, vollständig auskühlen lassen und servieren oder in einer verschließbaren Box aufbewahren.

ISRAELISCHE FALAFEL

Kalorien: 342,8 kcal | Eiweiß: 10,2 g | Fett: 16,9 g | Kohlenhydrate: 35,2 g

Zubereitungszeit: 25 Minuten

Zutaten für eine Portion:

100 Gramm Kichererbsen küchenfertig | 1/4 Apfel | 1 Schalotte | 1 Zehe Knoblauch | 1/2 TL Tahini | 2 Stängel Petersilie | eine Scheibe Toastbrot ohne Rinde | Salz | Pfeffer | eine Prise Bockshornklee | 3 EL Semmelbrösel zum wälzen | Öl zum Frittieren

Zubereitung:

Die Kichererbsen mit dem Stabmixer pürieren, den Apfel fein reiben und Schalotte und Knoblauch fein hacken. Alles zusammen mit Tahini, den gehackten Petersilienstielen und dem klein gewürfelten Toastbrot verkneten. Mit Salz, Pfeffer und Bockshornklee würzen und aus der Masse Kugeln formen. Diese in den Bröseln wälzen und im Öl bei etwa 170° Celsius für 5 bis 8 Minuten frittieren, je nachdem wie hell oder dunkel du deine Falafel möchtest.

KÜRBISPFANNE MIT REIS – ONE POT

4 Portionen
Für die Kürbispfanne
240 gr Hokkaidokürbis
200 gr Basmati-Reis
3 EL Olivenöl
3 Zehen Knoblauch
1 Zwiebel
3 EL Rosinen
2 TL Salz
1,5 TL Kreuzkümmelsamen
1 TL Koriandersamen
½ TL Kurkuma
½ TL Zimt

Für das Topping
2 EL Mandeln
20 gr Petersilie
15 gr Dill
etwas Minze

Für die Kürbispfanne hacken Sie zuerst den Knoblauch und die Zwiebel fein. Erhitzen Sie das Öl in einem Topf und geben Sie Knoblauch und Zwiebel hinzu. Schwitzen Sie diese nun unter Rühren bei mittlerer Hitze für etwa 3 Minuten an.
Danach geben Sie den Reis hinzu und braten ihn goldgelb bei mittlerer bis niedriger Hitze für etwa 5

Minuten. Rühren Sie dabei gelegentlich um.
Dann schneiden Sie den Kürbis in 2 cm große Würfel und geben in gemeinsam mit den anderen Gewürzen in den Reistopf hinzu. Nun lassen Sie alles für etwa 3 Minuten schmoren.
Mengen Sie die Rosinen und das Salz unter und löschen Sie alles mit etwa 500 ml Wasser ab.
Zuerst lassen Sie die One Pot Kürbispfanne kurz aufkochen um Sie danach bei niedriger Hitze für etwa eine halbe Stunde, bei geschlossenem Deckel, köcheln zu lassen. Dabei dürfen Sie nicht mehr umrühren.
Für das Topping rösten Sie die Mandeln in einer heißen Pfanne ohne Öl für 3 Minuten an und hacken Sie dann grob. Auch die Minze, die Petersilie und den Dill fein hacken.
Bevor Sie die Kürbispfanne servieren bestreuen Sie sie mit den gehackten Mandeln und den Kräutern.

QUINOA SALAT MIT GEMÜSE

Zubereitungszeit: **10 Minuten**

Portionen: **1**

Zutaten:
- 1 Avocado
- 200 g Quinoa
- 1 Lauchzwiebel
- 1 Paprika
- 1 EL gehackte Cashewkerne
- 1 Tomate

Für das Dressing:
- 1 TL Zitronensaft
- 1 EL Olivenöl
- Etwas Salz
- 1 Knoblauchzehe, gepresst

Zubereitung:

Quinoa für 15 Minuten im Wasser kochen lassen. Lauchzwiebel, Paprika, Avocado und Tomaten klein schneiden und mit den Chashews vermengen. Den gekochten Quinoa mit dem Gemüse vermischen. Dressing zubereiten und über den Salat gießen.

LECKERE POMMES FRITES

Portionen: **4** - VORBEREITUNG: **15 MINUTEN** – ZUBEREITUNG: **20 MINUTEN**   Einfach

Gesunde leckere Pommes und Fett und zu Frittieren.

Kochen
- 3 mittelgroße Kartoffeln, geschält
- Erdnussöl
- Meersalz und gemahlener Pfeffer

1) Ofen auf 230°C erhitzen und jede Kartoffel erst in 1cm breite Scheiben schneiden. Dann in 1 cm dicke Stäbchen.

2) In einem Topf mit kochendem Wasser 3 Minuten blanchieren. Gut abtropfen lassen

3) Kartoffeln in eine Bratpfanne geben und Öl beträufeln. Für 15-20 Minuten braten und währenddessen mehrmals wenden.

Pro Portion: Kalorien: 305; **Fett:** 25g; **Kohlenhydrate:** 14g; **Ballaststoffe:** 4g; **Protein:** 3g

RISOTTO MIT TOFU

Nährwerte: Kalorien: 447,8 kcal, Eiweiß: 14,1 Gramm, Fett: 10,5 Gramm, Kohlenhydrate: 67,8 Gramm

Für eine Portion benötigst du:
  1/2 Zwiebel
  1 TL Olivenöl
  80 Gramm Risotto-Reis
  50 ml Rotwein
  100 ml Gemüsebrühe
  2 Tomaten
  80 Gramm Tofu, gewürfelt
  1/2 TL Thymian
  Salz und Pfeffer
  etwas Basilikum
  2 EL vegane Sahne

So bereitest du dieses Gericht zu:
Die Zwiebel würfeln und im Olivenöl glasig anschwitzen. Den Reis hinzugeben und ebenfalls glasig anbraten. Mit Rotwein und Brühe aufgießen. Tomaten würfeln und mit dem Tofu untermengen.
Mit Thymian, Salz und Pfeffer würzen und bei kleiner Hitze für 25 Minuten köcheln lassen. Zuletzt Basilikum und Sahne einrühren, kurz durchziehen lassen und anrichten.

GEBRATENER KÜRBISREIS

Nährwerte:

- Kalorien: 309,9 kcal
- Eiweiß: 8,6 Gramm
- Fett: 11 Gramm
- Kohlenhydrate: 42,1 Gramm

Für eine Portion benötigst du:

- 100 Gramm Hokkaido Kürbis
- 2 Knoblauchzehen
- 1 Messerspitze Ingwer gerieben
- 2 Champignons
- 1 TL Olivenöl
- 30 Gramm Räuchertofu
- 2 Blatt Salbei
- 1 TL Estragon gehackt
- 1 Tasse Reis gekocht
- Salz und Pfeffer
- einige Tropfen Trüffelöl

So bereitest du dieses Gericht zu:
Kürbis würfeln, Knoblauch hacken und zusammen mit Ingwer und blättrig geschnittenen Champignons im Olivenöl anrösten. Tofu würfeln und hinzugeben. Mit

Salbei und Estragon abschmecken. Den Reis unterrühren und für etwa 5 Minuten bei kleiner Hitze braten. Mit Salz und Pfeffer abschmecken, anrichten und mit Trüffelöl beträufeln.

SCHOKOKUCHEN (VEGAN)

Für: 4 Personen
Schwierigkeitsgrad: normal
Dauer: 60 Minuten Gesamtzeit

Zutaten

- 170g Mehl
- 40g Kakao
- 200g Zucker (braun)
- 1TL Natron
- 1Prise Salz
- 250ml Wasser (lauwarm)
- 1Pk Vanillezucker
- 80ml Öl
- 1TL Apfelessig
- 1EL Öl für die Form

Zubereitung

Backofen auf 180 Grad Ober- und Unterhitze vorheizen.
Öl in die Kuchenform streichen.
Nun Essig, Öl, Zucker, Vanillezucker, Salz und Wasser in einer Schüssel vermischen. Kakao, Natron und Mehl vermengen und vorsichtig unter die Masse rühren.
Jetzt den Teig in die Kuchenform geben und im Backofen für 40 Minuten backen.

KURKUMA-KOKOSREIS

Für 4 Portionen
Zubereitungszeit: 25 Minuten
Schwierigkeitsgrad: leicht

Zutaten:
200 Gramm Reis
200 Milliliter Kokosmilch
300 Milliliter Wasser
1 kleine Zwiebel
3 Knoblauchzehen
1 ½ Teelöffel Olivenöl
½ Teelöffel Salz
1 Teelöffel Ingwer gemahlen
1 ½ Teelöffel Kurkuma
1 Bund Basilikum

Zubereitung:
1. Zwiebel und Knoblauch fein würfeln und im heißen Olivenöl anbraten. Reis, Ingwer, Salz und Kurkuma dazugeben und kurz anbraten.
2. Wasser und Kokosmilch dazugeben und alles aufkochen lassen. Etwa 15 Minuten kochen, bis die Flüssigkeit verdampft ist. Basilikum hacken und darunterheben.

FRUCHTIGER ROTKOHL

Ergibt 4 Portionen

Fertig in: 35min	Schwierigkeit: leicht

400g Rotkohl	2 EL Kokosöl
2 Apfel	Salz und Pfeffer
2 Orange	Wasser nach Bedarf
2 EL Zitronensaft	

LOS GEHT´S

1. Rotkohl von verwelkten Blättern befreien und in kleine Streifen schneiden.
2. Orangen auspressen und den Saft in einen Topf geben.
3. Rotkohl, Apfelstücke, Kokosöl, Orangen- und Zitronensaft in den Topf hinzugeben und leicht erhitzen. Mit Salz und Pfeffer würzen und abschmecken.
4. Nach Bedarf etwas Wasser hinzugeben und etwa 30 Minuten bei mittlerer Hitze köcheln lassen.
5. Servieren und genießen

REISSALAT

Eine gesunde jamaikanische Vorspeise, die pur oder als Beilage genossen werden kann.

Schwierigkeitsgrad: leicht
Portionen: 2
Zubereitungsdauer: 50 Minuten
Koch-/Backzeit: 20 Minuten

ZUTATEN

- [ ] 10-15 g Margarine, vegan
- [ ] 40 g Mehl
- [ ] 100 g Langkorn-Reis & Wildreis
- [ ] 150 g Stangensellerie
- [ ] ½ - 1 Teelöffel Paprika, edelsüß
- [ ] 1 Esslöffel brauner Zucker
- [ ] 1 – 1 ½ Esslöffel Zitronensaft
- [ ] 3 Esslöffel Öl
- [ ] ½ Dose Kidneybohnen
- [ ] 2 Blätter Römersalat
- [ ] ½ Chilischote
- [ ] 1 Limette, unbehandelt

Zubereitung

Als erstes 550 Milliliter Wasser in einen Topf aufkochen, Salz hinzugeben und im Salzwasser dann den Reis zugedeckt für etwa 18-20 Minuten bei niedriger Temperatur köcheln lassen.

In der Zwischenzeit die Bohnen abgießen, in ein Sieb geben und mit kaltem Wasser einen kurzen Moment abspülen – dann zum Abtropfen stellen.

Derweil den Staudensellerie zunächst putzen, unter fließendem lauwarmen Wasser abspülen, eine kleine Menge des Selleriegrüns beiseitelegen und den Rest des Selleries in möglichst dünne Scheiben kleinschneiden.

Nach 20 Minuten dann das Salzwasser vom Reis abgießen, diesen dann in eine Schüssel zum Abkühlen geben.

In der Zwischenzeit die Limette ordentlich abspülen und die Schale mit einem Julienneschneider in feine Streifen schneiden, den Rest der Limette dann mithilfe einer Zitronenpresse entsaften.

Die Chilischote unter fließendem Wasser abspülen, der Länge nach aufschneiden und die Kerne entfernen. Die Schote dann fein hacken.

I. 6 Esslöffel des ausgepressten Limettensaftes abnehmen und mit dem braunen Zucker vermengen. Der Mischung dann die gehackte Chilischote, die Limettenschale sowie den Salz beimengen und das Öl unterrühren.

II. Die sich daraus ergebene Vinaigrette dann mit den Bohnen, dem noch lauwarmen Reis und der Staudensellerie vermischen. Das Ganze erst einmal einige Zeit durchziehen lassen bevor der Salat mit Salz abgeschmeckt und mit Limettenstücken und Selleriegrün garniert serviert wird.

SCHOKOLADENTORTE

Zubereitungszeit: 60 Minuten
12 Portionen

Zutaten:
200 g Dinkelmehl
140 g brauner Rohrzucker
1 EL Kartoffelstärke
120 ml Mandelmilch
120 ml Rapsöl
200 g Puderzucker
100 g Kokosöl
50 g Zartbitterschokolade
1 EL Kakaopulver
1 EL Ahornsirup
1 TL Backnatron
Salz

Zubereitung:

Ofen auf 180 Grad Ober- und Unterhitze vorheizen.
Mandelmilch in eine Schüssel füllen und gemeinsam mit dem Ahornsirup und dem Rapsöl verrühren.
In einer separaten Schüssel Mehl, Kartoffelstärke, Zucker, Kakao, Natron sowie eine Prise Salz miteinander vermengen. Nun nach und nach zu den

feuchten Zutaten geben und zu einer geschmeidigen Teigmasse verarbeiten.
Eine Springform mit einem Stück Backpapier auslegen und den Teig gleichmäßig einfüllen.
Auf mittlerer Schiene für 40-45 Minuten backen.
Kuchen aus dem Ofen holen und für 20 Minuten auskühlen lassen.
In der Zwischenzeit wird die Creme zubereitet. Hierfür das Kokosöl gemeinsam mit der Zartbitterschokolade in einem Wasserbad oder in der Mikrowelle zerlassen. Puderzucker hinzufügen und verquirlen, bis eine dickflüssige Creme entstanden ist.
Den Kuchen von allen Seiten und oben mit der Creme bedecken, ggf. mit Streuseln oder Ähnlichem dekorieren und servieren.

PAPRIKA KARTOFFEL PFANNE

Kalorien: 178,2 kcal | Eiweiß: 5,2 g | Fett: 3,6 g | Kohlenhydrate: 30,1 g

Zubereitungszeit: 20 Minuten

Zutaten für eine Portion:

100 Gramm Kartoffeln gekocht | 1 TL Sesamöl | 1/2 rote Zwiebel | 1/4 gelbe Paprika | 1/4 rote Paprika | 30 Gramm Stangensellerie | 2 Gewürzgurken | etwas Oregano | eine Messerspitze Kreuzkümmel gemahlen | eine Messerspitze Chilipulver | Salz | 1 EL Petersilie gehackt

Zubereitung:

Die Kartoffeln würfeln und im Sesamöl goldgelb anbraten. Das Gemüse und die Gewürzgurken ebenfalls klein schneiden und hinzugeben. Mit Oregano, Kümmel, Chili und Salz würzen und das Gemüse bissfest fertig garen. Anrichten und mit Petersilie bestreuen.

DINKEL-ORANGENKUCHEN

Dinkel gehört neben Weizen, Roggen, Gerste und Hafer zu den fünf großen Weizensorten. Menschen, die auf Weizen mit Blähungen reagieren, finden im Dinkel eine gute Alternative.

In vielen Kuchenrezepten kann das Weizenmehl durch Dinkelmehl ersetzt werden. Das Endprodukt hat einen leicht nussigen Geschmack.

300 gr Dinkelmehl
175 gr Rohrohrzucker
1 Päckchen Backpulver
1 Päckchen Vanillezucker
250 ml Sojamilch
1 Bio-Orange (Abrieb und Fruchtfleisch)
125 ml Sonnenblumenöl
Öl, pflanzliches
1 EL Zitronensaft, alternativ auch Orangensaft
175 g Zartbitterschokolade ohne Milch
1 TL Kokosfett

Backofen auf 180 Grad vorheizen.
Mehl und Backpulver in eine Schüssel sieben und mit Vanille- und Rohrohrzucker und vermischen. Anschließend wird Zitronensaft, der Abrieb der Orange, Sojamilch und das Öl hinzugefügt und mit einem Mixer gut durchgemischt.

Sollte der Teig zu zäh sein, kann man noch etwas Sojamilch hinzugeben.

Die Orange wird geschält, filetiert, klein geschnitten und unter den Teig gehoben. 75 g gehackte Bitterschokolade unter den Teig mischen. In einer mit Backpapier ausgelegten Form wird der Kuchen eine knappe Stunde im Ofen gebacken. Vor dem Genießen abkühlen lassen.

100 g Zartbitterschokolade und Kokosfett in einem Wasserbad schmelzen und auf dem Kuchen verteilen.

LINSENSALAT MIT BASILIKUM DRESSING

Zubereitungszeit: **30 Minuten**

Portionen: **1 Schüssel**

Zutaten:
- 4 Karotten
- 1 Apfel
- 200 g Belugalinsen
- 2 Tomaten
- 1 Paprika
- ½ Zitrone, Saft
- 3 Frühlingszwiebeln

Für das Dressing:
- 3 EL Senf
- 10 Basilikumblätter
- 2 EL Ahornsirup
- 1 Knoblauchzehe
- Salz und Pfeffer
- 4 EL Wasser
- 4 EL Balsamico
- 4 EL Olivenöl

Zubereitung:
Linsen für 25 Minuten im Wasser weickochen lassen. Paprika, Tomaten, Apfel und Frühlingszwiebeln klein schneiden. Karotten schälen und raspeln. Alles

zusammen in einer Schüssel vermengen. Zitrone auspressen und den Saft drübergießen.

Für das Dressing alle Zutaten miteinander vermischen und in einem Mixer pürieren. Anschließend die Linsen, das Gemüse und das Dressing vermengen.

KICHERERBSEN SALAT

Portionen: **3** – VORBEREITUNG: **15 MINUTEN** – ZUBEREITUNG: **0 MINUTEN**

Achten Sie unbedingt darauf, dass die Kichererbsen gut gekocht werden.

- 1 Tasse gekochte Kichererbsen
- 3 grüne Zwiebeln
- 3 frische Minzzweige
- 5 Zweige Dill
- 2-3 Zweige Petersilie
- 3 EL Mais
- 1 rote Paprika
- 1 grüner Paprika
- 3 EL Olivenöl
- Salz, Pfeffer
- 1 Tomate
- 1 Rote Zwiebel

1) Die gehackten Zwiebeln, Tomaten, rote Paprika und die grüne Paprika in eine Schüssel geben

2) Petersilie, Dill und die Minze schneiden und der Mischung hinzufügen.

3) Gekochte Kichererbsen und das Mais hinzugeben und gründlich mischen. Nach Geschmack Salz und Pfeffer hinzugeben.

Pro Portion: Kalorien: **28**; Fett: **3g**; Kohlenhydrate: **22g**; Ballaststoffe: **12g**; Protein: **8g**

SUPPE MIT TOPINAMBUR UND WALNÜSSEN

Nährwerte: Kalorien: 220,5 kcal, Eiweiß: 4,8 Gramm, Fett: 14,6 Gramm, Kohlenhydrate: 15,8 Gramm

Für eine Portion benötigst du:
80 Gramm Topinambur
1 TL Walnussöl
30 ml Weißwein, vegan
200 ml Gemüsebrühe
1 Lorbeerblatt
Salz und Pfeffer
1 Prise Muskat, gemahlen
1 EL Walnüsse, geröstet und gehackt
1 EL Liebstöckel, gehackt

So bereitest du dieses Gericht zu:
Den Topinambur würfeln und im Walnussöl goldbraun anrösten. Mit dem Wein ablöschen und mit der Brühe aufgießen. Das Lorbeerblatt hinzugeben und mit Salz, Pfeffer und Muskat würzen. Für 10 Minuten kochen lassen, das Lorbeerblatt herausfischen und die Suppe pürieren.
Anrichten und mit den Walnüssen und dem Liebstöckel bestreuen.

KOKOS-SCHNITZEL

Nährwerte:

- Kalorien: 370,7 kcal
- Eiweiß: 3,6 Gramm
- Fett: 26,6 Gramm
- Kohlenhydrate: 26,4 Gramm

Für eine Portion benötigst du:

- 130 Gramm Sellerie in 5 mm dicken Scheiben
- 60 ml Kokosmilch
- 1 EL Mehl
- 1/2 TL Maismehl
- etwas Zitronenabrieb
- 1 Prise Kurkuma gemahlen
- 2 EL Kokosraspeln
- 2 EL Pankomehl
- Salz und Pfeffer
- Öl zum Backen

So bereitest du dieses Gericht zu:

Kokosmilch, Mehl, Maismehl, Zitronenabrieb und Kurkuma verrühren. Salzen und pfeffern und den Sellerie durchziehen. Kokosraspeln und Pankomehl vermengen und den Sellerie darin wenden. Backblech mit Backpapier auslegen und gut mit Öl bestreichen. Den Sellerie auflegen und bei 160° Celsius für 15 Minuten backen.

VEGANES FROZEN JOGHURT

Für: 2 Personen
Schwierigkeitsgrad: einfach
Dauer: 8 Minuten Gesamtzeit

Zutaten

250g Soja-Joghurt
1EL Agavendicksaft
2Prise Vanillepulver

Zubereitung

Soja-Joghurt in einen Eiswürfel-Tray füllen und am besten am Vortag schon in die Gefriertruhe geben.
Die fertigen Sojajoghurt-Eiswürfel in den Mixer geben, Agavendicksaft und Vanille dazugeben und zu einer feinen Creme mixen.
Schnell in Schälchen füllen, frisches Obst, Nüsse, Sirup etc. als Topping draufgeben und genießen.

ROSMARINKARTOFFELN

Für 2 Portionen
Zubereitungszeit: 1 Stunde
Schwierigkeitsgrad: leicht

Zutaten:
3 große Kartoffeln
1 Rosmarinzweig
Sonnenblumenöl
Salz

Zubereitung:
1. Kartoffeln putzen, mit Schale kochen. Kartoffeln pellen, in Spalten schneiden.
2. Öl erhitzen, Rosmarin hineingeben und Kartoffeln von allen Seiten goldbraun braten, salzen.

OBSTSALAT

Ergibt 2 Portionen

Fertig in: 10min	**Schwierigkeit: leicht**

2 Bananen	100g Heidelbeeren
250g Trauben	1EL Kokosflocken
1 Apfel	40g Mandelblättchen

1 Birne | 1 EL Zitronensaft

LOS GEHT´S

1. Banane schälen und in dünne Scheiben schneiden. Trauben waschen und halbieren. Heidelbeeren waschen. Apfel und Birne waschen, entkernen und in kleine Stücke schneiden.
2. Alles zusammen mit den Kokosflocken, den Mandelsplittern und dem Zitronensaft in eine Schüssel geben und gut vermischen.
3. Servieren und genießen.

GEFÜLLTE TOMATEN

Gefüllte Tomaten können ein geschmackliches Highlight werden – besonders dann, wenn sie mit Zutaten in Berührung kommen, die einem bei Tomaten im ersten Moment nicht in den Sinn kommen würden. So werden die Tomaten in diesem Rezept mit Vanillesalz verfeinert – sollte das den Geschmack jedoch nicht treffen können natürlich auch Rosmarinsalz oder alternativ Safranfäden verwendet werden.

Schwierigkeitsgrad: leicht
Portionen: 2
Zubereitungsdauer: 25 Minuten
Ruhezeit: 4 Stunden

ZUTATEN

- ½ Teelöffel Salz
- 1 Teelöffel Vanillesalz
- 8 Blättchen Basilikum
- 4 festfleischige Tomaten
- 4 Kirschtomaten

Zubereitung

Im ersten Schritt erst einmal die Tomaten unter fließendem lauwarmen Wasser abspülen, ein wenig trocknen und dann einen kleinen Deckel am oberen Rand abschneiden. Die Tomate aushöhlen, indem sowohl das Fruchtfleisch als auch die Kerne mithilfe eines Löffels oder eines Kugelausstechers entfernt werden. Nachfolgend das Innere der leeren Tomate mit dem Salz einreiben und mit der Öffnung nach unten auf einem Brett für etwa 2 Stunden abtropfen lassen.

Für die Füllung dann die Kirschtomaten ebenfalls unter lauwarmen Wasser abwaschen, in zwei Hälften schneiden und mithilfe eines Löffels oder auch des Fingers die Kerne aus den Tomaten kratzen. Diese dann in möglichst feine Stücke hacken, in einen Mörser geben und zusammen mit dem Vanillesalz zermahlen. Das Ganze dann für circa 2 Stunden in den Kühlschrank geben und ordentlich durchziehen lassen.

Kurz vorm Ende der Ruhezeit die Basilikumblättchen beginnen unter Wasser abzuspülen, zu trocknen und 4 von ihnen in schmale Streifen zu zerschneiden. Die anderen 4 Basilikumblätter als Ganzes belassen.

Sobald die Ruhezeit der Füllung vorüber ist, diese aus dem Kühlschrank nehmen und die zurecht geschnittenen Basilikumblätter mit der Tomatenmischung vermengen. Dabei gegebenenfalls ein wenig nachsalzen.

I. Zum Anrichten die Füllung in die ausgehöhlten Tomaten geben, garniert mit den 4 übrigen Basilikumblättern und aufgesetztem Tomatendeckel servieren.

MANDEL-SMOOTHIE

Zubereitungszeit: 5 Minuten
2 Portionen

Zutaten:
1 mittelgroße, unreife Banane
150 ml Mandeldrink

2 EL Mandelmus
150 ml Wasser

Zubereitung:

Banane schälen und in grobe Stücke zerteilen. Gemeinsam mit dem Mandeldrink und dem Mandelmus in einen Standmixer geben und durchmixen.
Wasser hinzufügen und erneut gut durchmixen, bis der Smoothie die gewünschte Konsistenz angenommen hat.
In zwei Gläser füllen und servieren.

SAURER TOFU

Kalorien: 217,4 kcal | Eiweiß: 17,4 g | Fett: 12,4 g | Kohlenhydrate: 7,5 g

Zubereitungszeit: 15 Minuten

Zutaten für eine Portion:

1 kleine rote Zwiebel | 1 Zehe Knoblauch | 150 Gramm geräucherter Tofu | 1 TL Kokosöl | 3 EL Balsamicoessig | 100 ml Gemüsebrühe | 1/2 TL Majoran | 2 EL Soja-Sauerrahm | Salz | Pfeffer | eine Prise Zucker | 2 EL Petersilie gehackt

Zubereitung:

Zwiebel, Knoblauch und Tofu würfeln und im Kokosöl goldgelb anbraten. Mit Essig ablöschen und mit Brühe aufgießen. Mit Majoran und Soja-Sauerrahm verfeinern, salzen, pfeffern, mit Zucker abrunden und für 10 Minuten bei kleiner Hitze köcheln. Anrichten und mit Petersilie bestreuen.

KOKOS-TIRAMISU MIT HIMBEEREN

4 Portionen
250 gr Himbeeren
200 ml kalte Sojasahne
150 gr vegane Plätzchen
100 ml Reisdrink
100 gr feste Kokoscreme
50 gr brauner Rohrzucker
1 Tasse frisch gebrühter Espresso
Mark von ½ Vanilleschote

1 Packung Sahnesteif
3-4 EL Kakaopulver

Brühen Sie am Vortag den Espresso und lassen Sie ihn über Nacht abkühlen.
Erhitzen Sie den Reisdrink, die Kokoscreme, das Vanillemark und den Zucker. Rühren Sie solange, bis die Kokoscreme geschmolzen ist. Lassen Sie die Masse abkühlen, bis sie lauwarm ist.

Danach zerbröckeln Sie die Plätzchen grob und füllen diese dann in 4 kleine Förmchen. Beträufeln Sie sie mit 3 EL Espresso. Schlagen Sie die Sojasahne mit dem Mixer leicht schaumig auf und geben Sie das Sahnesteif hinzu. Heben Sie die Sojasahne dann unter die Kokosmasse.

Geben Sie die Himbeeren auf die Plätzchen und verteilen Sie dann die Kokoscreme darauf. Decken Sie die Förmchen zu und stellen Sie sie über Nacht kühl. Vor dem Servieren bestäuben Sie alles noch mit ein bisschen Kakao.

SHAKE MIT SPINAT UND TOFU

Zubereitungszeit: **5 Minuten**

Portionen: **2**

Zutaten:
- 2 Datteln
- 200 g Soinat
- Agavendicksaft
- 2 Äpfel
- 200 g Tofu

Zubereitung:
Alle Zuatten bis auf den Agavendicksaft in einen Mixer geben und pürieren.
Anschließend nach Belieben süßen.

ERDBEER-WALNUSS-SALAT

Portionen: **4** – VORBEREITUNG: **15 MINUTEN** – ZUBEREITUNG: **3 MINUTEN**   Vitaminreich

Versuche Sie die Zutaten so fein wie möglich zu schneiden, da sonst der feine Bulgur nahezu im Salat versinkt.

- 200 g Bulgur
- 1 Tasse Kirschtomaten,
- 2 mittelgroße gelbe und grüne Paprika
- 1 Bund Petersilie und Dill
- 10-12 Minzblätter
- 1 Zitrone
- 7 Stiele Frühlingszwiebeln
- 1 Handvoll Walnüsse
- 5-6 mittelgroße Erdbeeren
- 1 TL Salz
- 4 EL zuckerfreier

1) Den Bulgur waschen und in einen Topf geben, mit leichtem Wasser bedecken und 2-3 Minuten im Herd kochen, bis das Wasser sehr wenig gezogen hat. Abgießen und abkühlen lassen.

2) Paprika in kleine Würfel schneiden.

3) Frühlingszwiebeln, Dill und Petersilie fein hacken und in eine Schüssel geben.

4) Den Bulgur in eine Salatschüssel geben und mit dem Gemüse mischen.

5) Die Kirschtomaten halbieren und in die Schüssel geben.

6) Die Walnüsse und Erdbeere in kleine Stücke

Granatapfelsirup schneiden und die Erdbeeren dazugeben.
7) Salz, Granatapfelsaft und Zitronensaft dazugeben und mit Bulgur gut vermischen.

Pro Portion: Kalorien: **454**; Fett: **23g**; Kohlenhydrate: **40g**; Ballaststoffe: **10g**; Protein: **16g**

GEBRATENER SPARGEL MIT LIMETTEN UND NÜSSEN

Nährwerte: Kalorien: 183,1 kcal, Eiweiß: 4,9 Gramm, Fett: 14,6 Gramm, Kohlenhydrate: 6,6 Gramm

Für eine Portion benötigst du:
150 Gramm grüner Spargel
1 rote Zwiebel
1 gelbe Paprika
1 TL Haselnussöl
Saft einer Limette
50 ml Gemüsebrühe
1/2 TL Thymian
1 EL Nüsse, gehackt

1 Frühlingszwiebel
Salz und Pfeffer

So bereitest du dieses Gericht zu:
Die Zwiebel und die Paprika würfeln und den Spargel in 3 cm große Stücke schneiden. Zusammen im Öl anbraten. Mit dem Limettensaft ablöschen und mit der Brühe aufgießen. Mit Thymian, Nüssen und gehackter Frühlingszwiebel verfeinern und für 5 Minuten köcheln lassen. Mit Salz und Pfeffer abschmecken und anrichten.

PILZRAGOUT MIT KARTOFFELN

Nährwerte:

- Kalorien: 261,4 kcal
- Eiweiß: 8,2 Gramm
- Fett: 14,8 Gramm
- Kohlenhydrate: 13,6 Gramm

Für eine Portion benötigst du:

- 1 Zwiebel
- 150 Gramm Pilze
- 1 Kartoffel
- 1 EL Öl
- 30 ml Weißwein
- 50 ml Gemüsebrühe
- 1/2 TL Majoran
- 1 Prise Kümmel gemahlen
- Salz und Pfeffer
- 50 ml vegane Sahne
- 1 EL Petersilie gehackt

So bereitest du dieses Gericht zu:
Zwiebel, Pilze und Kartoffel klein schneiden und zusammen im Öl gut anrösten. Mit dem Weißwein und der Brühe aufgießen und mit Majoran, Kümmel, Salz

und Pfeffer würzen. Bei kleiner Hitze für 8 Minuten köcheln lassen. Die vegane Sahne und die Petersilie einrühren und anrichten.

SPÄTZLETEIG
OHNE EI

Für: 4 Personen
Schwierigkeitsgrad: normal
Dauer: 25 Minuten Gesamtzeit

Zutaten

- 400g Mehl
- 250ml Mineralwasser
- 1TL Salz
- 2EL Sojamehl

Zubereitung

Für den Spätzleteig ohne Ei zuerst das Sojamehl mit etwas Wasser glatt rühren. Anschließend mit den restlichen Zutaten in einer Rührschüssel zu einem zähflüssigen Teig verrühren.

Einen Topf mit Salzwasser aufstellen und zum Kochen bringen. Den Teig in eine Spätzlepresse geben, durchpressen und mit einem Messer von der Presse abschaben.

Die Spätzle kurz aufkochen lassen. Wenn sie an der Wasseroberfläche schwimmen in einem Sieb gut abtropfen lassen. Anschließend mit kaltem Wasser abschrecken.

HEIDELBEER-LASSI

Für 4 Portionen
Zubereitungszeit: 10 Minuten
Schwierigkeitsgrad: leicht

Zutaten:
400 Gramm Tiefkühl-Heidelbeeren
400 Gramm Seidentofu
400 Milliliter Wasser
60 Milliliter schwarzer Johannisbeersirup
3 Esslöffel Rohrzucker
3 Esslöffel Zitronensaft
1 Prise Salz
Minzeblätter zum Dekorieren

Zubereitung:
1. Alle Zutaten im Mixer pürieren und mit Minze dekorieren.

BLAUBEER-SMOOTHIE

Ergibt 2 Portionen

Fertig in: 10min	Schwierigkeit: leicht

100g Blaubeeren
1 Banane
2 EL Haferflocken
150 ml Hafermilch
1 TL Agavendicksaft

LOS GEHT´S
1. Bananen schälen und in Stücke schneiden.
2. Blaubeeren waschen und gemeinsam mit den Bananen pürieren.
3. Restliche Zutaten hinzufügen und so lange pürieren, bis eine cremige Masse entstanden ist.
4. Zum Garnieren eignen sich ein paar der Blaubeeren.
5. Servieren und genießen.

QUINOA-TACOS MIT GUACAMOLE UND MANGO

Quinoa gehört zu den Superfood schlechthin und Tacos sind eine zugegebenermaßen gern gesehene Speise – also was bietet sich nun mehr an als Tacos und Quinoa zu verbinden? Abgerundet werden die Tacos mit einer schmackhaften Füllung aus Guacamole und Mango.

Schwierigkeitsgrad: mittel
Portionen: 2
Zubereitungsdauer: 45 Minuten

ZUTATEN

TACOS:

- ☐ 100 g Quinoa, weiß
- ☐ 100 g Sonnenblumenkerne
- ☐ ½ Teelöffel Kreuzkümmel, gemahlen
- ☐ ½ Esslöffel Olivenöl
- ☐ ½ Granatapfel
- ☐ 4 Tacoschalen
- ☐ **Salz**

GUACAMOLE:
- ☐ ½ Limette
- ☐ ½ Mango, reif
- ☐ ½ Zwiebel

☐   1 Avocado, weich

Zubereitung

Im ersten Schritt die Füllung für die Tacos zubereiten, dafür die Quinoakörner zunächst in ein Sieb geben und diese mit fließendem lauwarmen Wasser abspülen.

250 Milliliter Wasser und ½ Teelöffel Salz in einen Topf geben und aufkochen. Die Quinoakörner dazugeben und mit aufgesetztem Deckel unter mehrmaligem Rühren für etwa 15 Minuten köcheln lassen. Dabei sollten die Quinoakörner das Wasser ganz aufnehmen.

Derweil die Guacamole zubereiten, indem die Avocado zunächst entsteint und ihr Fruchtfleisch dann aus der Schale herausgeschnitten wird. Die Mango zunächst mithilfe eines Sparschälers schälen, ebenfalls entsteinen und sowohl die Avocado als auch die Mango zunächst in grobe Stücke schneiden, welche dann mithilfe einer Gabel zerdrückt werden – beide Früchte dabei miteinander vermengen. Beim Zerdrücken der Avocado und der Mango sollten jedoch noch einige Fruchtstückchen übrig bleiben.

Die Zwiebel dann schälen, fein hacken und die eine Hälfte von ihnen für die Füllung der Tacos vorerst beiseite stellen. Die halbe Limette mithilfe einer Zitronenpresse entsaften. Den Limettensaft dann zusammen mit der gehackten Zwiebel zu der zerdrückten Avocado-Mango-Mischung geben, alles miteinander vermengen und mit ein wenig Salz würzen.

Die Tacoschalen auf einem Backblech verteilen und, wie auf der Verpackung angegeben, aufwärmen.

Unterdessen die Kerne des Granatapfels ausschaben und vorerst ebenfalls beiseite stellen.

I. Die Sonnenblumenkerne grob hacken und in eine Pfanne geben, dort ohne die Beigabe von Fett anrösten bis sie sich hellbraun verfärben. Dann die zuvor beiseite gestellten Zwiebeln, das Öl sowie den Quinoa mit in die Pfanne geben und unter permanentem Rühren für ½ bis 1 Minute auf mittlerer Hitze braten. Das Ganze dann mit dem Kreuzkümmel sowie dem Salz verfeinern.

II. Die Taco-Schalen aus dem Backofen nehmen um sie mit der Quinoamischung zu befüllen und darauf dann die Mango-Guacamole zu verteilen. Darüber noch die Granatapfelkerne streuen und servieren.

TIPP: Wer es saftiger und erfrischender mag, kann zusätzlich zu den bestehenden Zutaten ¼ Salatgurke in Würfel schneiden und diese zusammen mit ½ Esslöffel gehacktem Koriandergrün mit in die Guacamole einrühren.

VEGANE QUICHE

Kalorien: 1292,9 kcal | Eiweiß: 27,3 g | Fett: 79,7 g | Kohlenhydrate: 104,8 g

Zubereitungszeit: 30 Minuten

Zutaten für vier Portionen:

400 Gramm veganer Blätterteig | 1/2 Stange Lauch | 100 Gramm Brokkoli | 1 rote Zwiebel | 100 Gramm Seidentofu | 100 Gramm Kirschtomaten | 200 Gramm vegane Sauercreme | 1 TL Majoran | 1/2 TL Kreuzkümmel gemahlen | 1 TL Ingwer gerieben | Salz | Pfeffer | eine Prise Muskatnuss

Zubereitung:

Den veganen Blätterteig auf 5 mm ausrollen und in eine Quiche-Form mit einem Durchmesser von 26 cm geben. Der Rand soll hochgezogen werden. Den Teig mit der Gabel einige Male einstechen. Das Gemüse klein schneiden und den Tofu würfeln. Alles mit der Sauercreme verrühren und mit Majoran, Kümmel, Ingwer, Salz, Pfeffer und Muskat abschmecken. Auf dem Blätterteig verteilen. Das Rohr auf 190° Celsius aufheizen und die Quiche bei Umluft für 20 Minuten backen.

CHIA DESSERT

Zubereitungszeit: **10 Minuten**

Portionen: **1**

Zutaten:
- ½ Glas Crunchys
- 1 Banane
- 3 EL Chiasamen
- 200 ml Mandelmilch

Zubereitung:
1. Milch und Chia in einem Glas verrühren und für 30 Minuten quellen lassen.
2. Crunchys in ein Glas füllen und die Chiasamen drüber geben.
3. Banane schälen, klein schneiden und das Dessert damit toppen.

BROKKOLI- AUFLAUF

Nährwerte:

- Kalorien: 390,1 kcal
- Eiweiß: 17,2 Gramm
- Fett: 25,3 Gramm
- Kohlenhydrate: 20,6 Gramm

Für eine Portion benötigst du:

- 1 Kartoffel
- 100 Gramm Brokkoli
- 60 ml Soja Sahne
- 1 TL Oregano
- 1 Prise Muskat gemahlen
- Salz und Pfeffer
- 2 EL Mandelblättchen
- etwas Meerrettich gerieben

So bereitest du dieses Gericht zu:

Kartoffel und Brokkoli klein schneiden und in eine Auflaufform geben. Die Sahne mit Oregano, Muskat, Salz und Pfeffer würzen und darüber gießen. Mit Mandelblättchen und Meerrettich bestreuen und im Ofen bei 170° Celsius für 25 Minuten backen.

GEBACKENE SANDWICHRÖLLCHEN

Für: 2 Personen
Schwierigkeitsgrad: normal
Dauer: 35 Minuten Gesamtzeit

Zutaten

4 Scheiben Vollkornsandwich
1 Stk. Paprika groß
0,5 Bund Schnittlauch
Für den Dip:
20 g Margarine
15 g Estragon-Senf
5 g Kapern
1 g Tomatenmark
0,25 Stk. Zwiebel gerieben
Pfeffer frisch gemahlen

Zubereitung

Von den Sandwichscheiben die Ränder abschneiden und mit einem Nudelholz ganz dünn „ausrollen". Paprika fein würfeln und Schnittlauch kleinschneiden.
Für den Dip alle Zutaten in einem Blitzhacker oder mit dem Schneebesen kurz vermengen und ein ganz fein geriebene Zwiebel und einen Hauch Pfeffer zugeben.
Die ausgerollten Vollkornsandwichscheiben damit bestreichen und die feinen Würfel der Paprika sowie den fein geschnittenen Schnittlauch darauf verteilen. 4. Die Sandwichscheiben aufrollen und auf einem Blech

im vorgeheizten Ofen bei 200 °C Umluft ca. 5 Minuten knusprig ausbacken.

ROTE-BETE-SMOOTHIE

Für 1 Portion
Zubereitungszeit: 5 Minuten
Schwierigkeitsgrad: leicht

Zutaten:
1 Rote Bete
1 Banane
250 Milliliter Saft
1 Esslöffel Kakao
1 Prise Salz
Ahornsirup

Zubereitung:
1. Rote Rübe hobeln. Alle Zutaten in den Mixer geben und pürieren.

FRÜHLINGSROLLEN

Frühlings- und Sommerrollen sind in Thailand besonders beliebte Gerichte – gefüllt mit viel Gemüse werden sie zu richtigen Vitaminlieferanten.

Schwierigkeitsgrad: mittel
Portionen: 2
Zubereitungsdauer: 55 Minuten

ZUTATEN

- ☐ 30 g Mehl
- ☐ 50 g Sojasprossen
- ☐ 80 g Glasnudeln
- ☐ 100 g Weißkohl
- ☐ 50 ml süße Chilisauce (als Dip)
- ☐ ½ Teelöffel Salz
- ☐ 1 Teelöffel Sojasauce
- ☐ 1 Esslöffel Zucker
- ☐ ½ Bund Schnittlauch
- ☐ 2 Chilischoten
- ☐ 2 Frühlingszwiebeln
- ☐ 2 Möhren
- ☐ 10 Shiitake-Pilze, getrocknet
- ☐ 12 Reispapierblätter
- ☐ Öl

Zubereitung

Zu Beginn die Glasnudeln so zubereiten, wie auf der Packungsanweisung beschrieben. Die Glasnudeln im Anschluss in Stücke mit einer Länge von etwa 5

Zentimetern schneiden und erstmal beiseite stellen. Währenddessen die Shiitake-Pilze in Wasser einweichen lassen.

Dann zwei saubere Geschirrtücher anfeuchten und die Reispapierblätter dazwischen ausbreiten – und auch sie für rund 15 Minuten einweichen lassen.

Die eingeweichten Shiitake-Pilze aus dem Wasser nehmen, ein wenig ausdrücken um die überschüssige Flüssigkeit zu verlieren, die Stiele dann abschneiden und den restlichen Pilz jeweils in kleine Stücke schneiden. Die Pilzstücke dann zusammen mit den anderen Gemüsesorten – ausgenommen die Sojasprossen – in eine Schüssel geben und gut miteinander vermischen.

In einem Wok oder einer großen Pfanne 2 Esslöffel Öl bei mittlerer Hitze auf Temperatur bringen und dann das Gemüse unter mehrmaligen Wenden darin für maximal 2 Minuten anbraten. Anschließend die Glasnudeln mit in den Wok beziehungsweise die Pfanne geben und ebenfalls für einen kurzen Augenblick andünsten. Den Wok oder die Pfanne vom Herd ziehen und den Inhalt in eine Schüssel geben. Dort alles mit den Sojasprossen vermischen.

In einer anderen Schale dann die Sojasauce mit dem Salz und dem Zucker vermengen. Die Sauce dann über das Gemüse gießen und unterrühren.

Ein eingeweichtes Reisblatt bereitlegen und mittig jeweils 2 Esslöffel der Füllung platzieren. Dann vorsichtig, um ein zerreißen zu vermeiden, die Reispapierblätter von der linken und der rechten Seite über die Füllung legen. Dann die Rolle verschließen indem das untere Stück übergelegt wird.

I. Die Frühlingsrolle dann von unten in Richtung des offenen Endes aufrollen. Gleiches mit allen weiteren Reispapierblättern wiederholen.

II. Das Mehl dann in eine Schüssel geben, Wasser hinzufügen und das Mehl auflösen lassen, sodass eine dickflüssige Paste entsteht. Diese dann mithilfe eines Pinsels auf den Reispapierblättern verteilen damit die Ränder nicht wieder aufgehen.

In einem Wok oder alternativ in einer Fritteuse dann ordentlich Öl auf 190°C erhitzen. Das Öl sollte dabei in ausreichender Menge erhitzt werden, sodass die Frühlingsrollen ohne Probleme vollständig im Öl versinken können. Mit einer Schaumkelle dann nacheinander etwa 3 bis 4 Frühlingsrollen zeitgleich im heißen Öl für etwa 3 bis 4 Minuten frittieren bis sie eine goldbraune Farbe annehmen.

Dann wieder mit der Schaumkelle aus dem heißen Fett nehmen und auf einem Küchenpapier ausbreiten, sodass das überschüssige Fett abtropfen kann.

III. Die Frühlingsröllchen dann zusammen mit der Chilisauce als Dip anrichten.

COBBLER MIT BEEREN

Kalorien: 232,4 kcal | Eiweiß: 9,9 g | Fett: 15,3 g | Kohlenhydrate: 12,1 g

Zubereitungszeit: 20 Minuten

Zutaten für eine Portion:

50 Gramm Brombeeren | 50 Gramm rote Johannisbeeren | eine Messerspitze Kardamom gemahlen | eine Messerspitze Ingwer gerieben | 2 EL Mandelmehl | 1 EL gehackte Mandeln | 1 TL Zucker | 2 TL vegane Butter

Zubereitung:

Alle Zutaten grob vermengen und in eine Runde Auflaufform mit einem Durchmesser von 10 cm geben. Im auf 200° Celsius aufgeheizten Backrohr für 12

Minuten bei Ober- und Unterhitze backen.

SCHOKOCREME MIT AVOCADO

Zubereitungszeit: **15 Minuten**

Portionen: **4**

Zutaten:
- 15 g Kakaonibs
- 30 g Kakaopulver
- 30 g Kokoschips
- 2 Avocados
- 1 Banane
- 45 g Pistazienkerne

Zubereitung:
1. Pistazien und Kokoschips in einer Pfanne ohne Öl anrösten.
2. Avocados halbieren und das Fleisch würfeln. Banane schälen und klein schneiden. Dann Avocado, Banane, Kakanonibs und Kakaopulver in einem Mixer pürieren.
3. Die Creme in Schälchen füllen und mit Kokoschips und Pistazien toppen. Für 2 Stunden kaltstellen.

TORTILLAS

Nährwerte:

- Kalorien: 242,1 kcal
- Eiweiß: 9,5 Gramm
- Fett: 8,7 Gramm
- Kohlenhydrate: 29,9 Gramm

Für eine Portion benötigst du:

- 3 kleine Tortilla- Fladen
- 30 Gramm Kichererbsen aus der Dose
- 2 Knoblauchzehen
- 1 EL Tahini
- 2 Tomaten
- 2 EL Mais
- 2 Frühlingszwiebel
- Salz und Pfeffer

So bereitest du dieses Gericht zu:
Die Kichererbsen mit dem Knoblauch und dem Tahini in den Mixer geben. Pürieren und mit Salz und Pfeffer abschmecken. Die Fladen damit bestreichen. Die Tomaten würfeln, die Frühlingszwiebel hacken, mit dem Mais vermengen und damit die Tortillas füllen.

SÜßKARTOFFEL-HIMBEER BOWL

Für: 2 Personen
Schwierigkeitsgrad: normal
Dauer: 45 Minuten Gesamtzeit

Zutaten

1 mittelgroße Süßkartoffel in 1 Zoll Würfel geschnitten
1/2 mittelgroße rote Zwiebel in Streifen geschnitten
1 Knoblauchzehe gehackt
1 EL. Olivenöl
1 Teelöffel. gemahlener Kreuzkümmel
1/4 TL Salz oder nach Geschmack
1/4 TL Pfeffer oder nach Geschmack
1 Tasse gekochte oder eingemachte schwarze Bohnen abgelassen und gespült
1/4 Tasse fein gehackten frischen Koriander
1 EL. Limettensaft
6 Unzen. Himbeeren frisch oder gefroren
1-2 Chipotle Paprika in Adobosauce fein gehackt
1 Knoblauchzehe gehackt
2 EL. Ahornsirup
2 EL. Wasser
2 Tassen gekochter Reis

Zubereitung

Ofen auf 180 Grad vorheizen.

Süßkartoffel, Zwiebel, Knoblauch, Olivenöl, Kreuzkümmel, Salz und Pfeffer zusammen in der Bratpfanne oder ofenfeste Pfanne. Backen, bis die Süßkartoffeln zart und leicht gebräunt sind, etwa 30-35 Minuten, ein- oder zweimal beim Backen.

Aus dem Ofen nehmen und Bohnen, Koriander und Limettensaft hinzufügen. Drehen Sie sie ein paar Mal um zu verteilen. Bei Bedarf mit Salz und Pfeffer würzen.

Für die Himbeer-Chipotle-Sauce - Alle Zutaten in einen mittelgroßen Topf geben und einige Male umrühren. Bei mittlerer Hitze aufsetzen und zum Kochen bringen. Senken Sie die Hitze und lassen Sie 15 Minuten köcheln, rühren und zerkleinern Sie große Stücke von Beeren mit einem Löffel, bis die Mischung dick und sirupartig ist. Fügen Sie ein paar Esslöffel Wasser hinzu, wenn die Mischung zu dick wird.

Reis in Schalen teilen. Mit Süßkartoffel-Mix, Himbeer-Chipotlesoße und Avocadoscheiben belegen.

ANTI-AGING-SMOOTHIE

Für 1 Portion
Zubereitungszeit: 5 Minuten
Schwierigkeitsgrad: leicht

Zutaten:

½ Tasse gefrorene Himbeeren
1 kleine Rote Bete
1 Banane
1 Esslöffel Granatapfelkerne
½ Tasse Alfalfa-Sprossen
1 Messerspitze Zimt

Zubereitung:
1. Rote Bete reiben. Mit den anderen Zutaten im Mixer pürieren.

PASTA MIT AUBERGINENSAUCE

Ein einfaches Gericht, das jeden gleichermaßen begeistert – kohlenhydratarm und schmackhaft kommt es daher in einer pikanten Auberginen-Tomatensauce.

Schwierigkeitsgrad: leicht
Portionen: 2
Zubereitungsdauer: 15 Minuten

ZUTATEN

- ☐ 250 g Pasta wie zum Beispiel Spagetti
- ☐ ¾ Dose Tomaten, passiert
- ☐ 1 Handvoll Basilikum
- ☐ ½ Aubergine
- ☐ ½ Zwiebel
- ☐ 2 Tomaten
- ☐ Olivenöl
- ☐ **Salz**
- ☐ **Pfeffer**
- ☐ **Oregano**

Zubereitung

Zunächst die Pasta wie auf der Verpackung angegeben zubereiten.

Derweil die Aubergine und die Tomaten unter fließendem lauwarmen Wasser abspülen und ein wenig trocknen. Den Tomaten den Strunk herausschneiden und sowohl die Aubergine als auch die Tomaten fein würfeln.

Die Zwiebel schälen, das Basilikum abspülen, trocken schütteln und beides kleinschneiden.

Dann in einer Pfanne das Olivenöl erhitzen und darin im Anschluss die Zwiebeln glasig anbraten. Die Auberginenwürfel mit in die Pfanne geben und einen Moment lang mit anbraten.

Nach 5 Minuten die passierten Tomaten mit in die Pfanne geben und mit den Auberginen verrühren, die sich daraus ergebene Sauce für einen Augenblick köcheln lassen.

Nachfolgend die Tomatenwürfel und das kleingeschnittene Basilikum unter die übrigen Zutaten in der Pfanne rühren und alles mit Oregano, Salz sowie Pfeffer abschmecken.

I. Die Pasta auf einem Teller anrichten, die Sauce darüber verteilen, mit Basilikumblättern garnieren und servieren.

MANGO PANNA COTTA

Kalorien: 685,1 kcal | Eiweiß: 9,2 g | Fett: 57,7 g | Kohlenhydrate: 27,1 g

Zubereitungszeit: 20 Minuten

Zutaten für zwei Portionen:

300 ml Kokosmilch | Mark einer halben Vanilleschote | 5 Blatt vegane Gelatine aus Agar Agar | ½ Mango püriert | 1/2 TL Limettenabrieb

Zubereitung:

Alle Zutaten außer die Gelatine in einen Topf geben und aufkochen. Die vegane Gelatine in Wasser einweichen, ausdrücken und in der kochenden Flüssigkeit mit dem Schneebesen auflösen. Rasch in ein hitzebeständiges Glas fülle und für 5 Stunden im Kühlschrank kaltstellen.

ARABISCHE TAHINI-PASTA

Nährwerte:

- Kalorien: 249,3 kcal
- Eiweiß: 7,6 Gramm
- Fett: 11,1 Gramm
- Kohlenhydrate: 28 Gramm

Für eine Portion benötigst du:

- 80 Gramm gekochte Nudeln
- 2 Knoblauchzehen
- 2 Tomaten
- 1 Stange Staudensellerie
- Saft einer halben Zitrone
- 2 EL Koriander gehackt
- 1 Messerspitze Kardamom gemahlen
- 1 EL Tahini Paste
- 1 Prise Zimt
- Salz und Pfeffer

So bereitest du dieses Gericht zu:
Den Knoblauch hacken, die Tomaten und den Staudensellerie klein schneiden und zusammen mit dem Zitronensaft, Koriander, Kardamom, Tahini, Zimt und den Nudeln in einen Topf geben. Für etwa 5

Minuten köcheln lassen, mit Salz und Pfeffer würzen und anrichten.

MIXSUPPE

Für: 4 Personen
Schwierigkeitsgrad: normal
Dauer: 15 Minuten Gesamtzeit

Zutaten

4 Stück Karotten gewürfelt
1 Stück Kohlrabi gewürfelt
1 Stück Sellerieknolle gewürfelt
1 Stange Porree geschnitten
1 Stück Petersiliewurzel gewürfelt
3 EL Gemüsebrühe
Wasser

Zubereitung

Das gesamte Gemüse waschen, unter Umständen schälen und in Würfel schneiden.
Dann in einem Topf mit Gemüsebrühe geben und mit Wasser aufgießen.
Dann zum Kochen bringen. Nach 5 Minuten Hitze reduzieren und köcheln lassen.
Alles gut würzen und mit Petersilie anrichten.

ZITRONENCRACKER

Für ca. 30 Portionen
Zubereitungszeit: 45 Minuten
Schwierigkeitsgrad: leicht

Zutaten:
3 Esslöffel Sesamsamen
3 Esslöffel Pekannüsse
3 Esslöffel Mandeln
1 Esslöffel Kokosöl
3 Esslöffel frisch gepresster Zitronensaft
1 Teelöffel gemahlener Rooibos
1 Esslöffel geriebene Zitronenschale
½ Teelöffel Agavendicksaft
Meersalz

Zubereitung:
1. Alle Zutaten bis auf das Kokosöl im Mixer zu Teig verarbeiten. Teig auf ein mit Kokosöl bestrichenes Blech streichen, Quadrate einritzen und bei 150 Grad 30 Minuten backen.
2. Nach dem Abkühlen aufbrechen.

APFELTARTE MIT ZIMTSTREUSELN

Eine veganer Apfeltarte mit leckeren Streuseln aus Zimt – die optimale Kombination und besonders auch an kälteren Tagen ein Genuss!

Schwierigkeitsgrad: mittel
Portionen: 8 Stücke
Zubereitungsdauer: 30 Minuten
Koch-/Backzeit: 60 Minuten

ZUTATEN

- ☐ 200 g Margarine, vegan
- ☐ 350 g Mehl
- ☐ 750 g Äpfel
- ☐ 60 ml Wasser
- ☐ 2 Teelöffel Zimt
- ☐ 2 Esslöffel Apfelmus
- ☐ 8 Esslöffel Zucker
- ☐ 1 Päckchen Vanillinzucker
- ☐ 1 Messerspitze Backpulver

Zubereitung

125 Gramm der Margarine in kleine Stücke schneiden und diese mit 200 Gramm Mehl, 2 Esslöffeln Zucker sowie dem Backpulver und dem Vanillinzucker

vermischen.

Die Margarinestücke mit dem Wasser verrühren und mit der Mischung aus dem ersten Schritt verkneten bis sich eine glatte Konsistenz ergibt. Diesen dann in Frischhaltefolie wickeln und für rund 1 Stunde in den Kühlschrank geben und erkalten lassen.

Derweil das restliche Mehl mit dem Zimt, der übrig gebliebenen Margarine und den anderen 6 Esslöffeln des Zuckers zu kleinen Streuseln verarbeiten. Auch diese in den Kühlschrank geben und kalt werden lassen.

In der Zwischenzeit die Äpfel mithilfe eines Sparschälers schälen, vierteln und dabei das Kerngehäuse herausschneiden. Die Äpfel dann in relativ dünne Scheiben schneiden.

I. Die Tarteform mit Margarine einfetten und mit Mehl bestäuben, den erkalteten Teig aus dem Kühlschrank nehmen und in die Tarteform geben. Den Teig ausrollen und einen Rand von rund 5 Zentimetern Höhe formen. Den Teigboden dann mehrmals mit einer Gabel einstechen.

Auf dem Teig die geschnittenen Apfelscheiben verteilen. Dann das Apfelmus in einen Topf geben und einen Moment lang erhitzen, das warme Apfelmus dann über den Apfelscheiben verstreichen und die Zimtstreusel über die Tarte streuen.

VI. Abschließend die Apfeltarte für etwa 40 Minuten auf 200°C bei Ober-/Unterhitze backen.

STICKY REIS MIT MANGO

Kalorien: 696,7 kcal | Eiweiß: 7,1 g | Fett: 30 g | Kohlenhydrate: 94,7 g

Zubereitungszeit: 35 Minuten

Zutaten für zwei Personen:

100 Gramm Klebereis | 150 ml Kokosmilch | 1 EL Palmzucker | eine Messerspitze Salz | 1 Mango | 2 TL Puffreis zum Garnieren

Zubereitung:

Den Reis über Nacht einweichen und im Dampfgarer bei 100° Celsius für 25 Minuten dämpfen. In der Zwischenzeit die Kokosmilch mit dem Palmzucker und dem Salz aufkochen. Über den Klebreis gießen und zusammen mit der Mango anrichten. Mit Puffreis bestreuen.

CREMIGES KÜRBISRISOTTO

Für: 2 Personen
Schwierigkeitsgrad: einfach
Dauer: 45 Minuten Gesamtzeit

Zutaten

630ml Gemüsebrühe
1EL Haferflocken
2 EL Kokosöl
450g Kürbis, Butternut
2EL Kürbiskernöl
250g Reis
0.5TL Safran
80ml Weisswein
1Stk Zwiebel
1Prise Pfeffer
1Prise Salz

Zubereitung

Gemüsebrühe in einem Topf aufkochen lassen. Dann die Zwiebel schälen und fein hacken. In einem großen Topf mit Öl für ca. 5 Minuten andünsten. Danach den trockenen Reis einrühren und für ca. 2 Minuten kurz mitdünsten. Das Ganze wird dann mit der Hälfte der Bouillon und Weisswein abgelöscht.

Safran langsam einrühren. Der Reis sollte immer mit Brühe deckt sein. Das Risotto köcheln lassen und immer wieder gut umrühren.
Währenddessen den Kürbis waschen, entkernen und fein würfeln. Die Kürbiswürfeln nun für 10 Minuten unter das Risotto rühren und mitkochen. Salzen und pfeffern. Haferflocken langsam unterrühren.
Sobald der Kürbis gar ist, kann das Risotto serviert werden und mit etwas Kürbiskernöl verfeinert werden.

BÄRLAUCHSUPPE

Für 4 Portionen
Zubereitungszeit: 25 Minuten
Schwierigkeitsgrad: leicht

Zutaten:
2 Hände voll Bärlauch
1 Bund Suppengemüse
2 große Kartoffeln
1,3 Liter Wasser
1 Esslöffel Gemüsesuppengewürz
Hafersahne
Muskatnuss
Salz, Pfeffer

Zubereitung:
1. Kartoffeln schälen, Bärlauch und Suppengemüse schneiden.

2. Gemüse im Wasser kochen, Bärlauch nach 10 Minuten dazugeben. Noch 4 Minuten köcheln lassen. Suppe würzen und pürieren. Hafersahne dazugeben.

KAFFEECREME (LOW CARB)

Für viele gehört der Kaffee schlichtweg zum Tag, doch den Kaffee immer nur zu Trinken ist lange nicht so begeisternd, wie den Kaffee in Form einer herzhaften Creme zum Nachtisch zu löffeln.

Schwierigkeitsgrad: mittel
Portionen: 2
Zubereitungsdauer: 20 Minuten
Ruhezeit: 120 Minuten

ZUTATEN

- ☐ 45 g Streusüße mit Stevia
- ☐ 300 g Sojaquark, ungesüßt
- ☐ 1 Teelöffel Vanillemark
- ☐ 2 Teelöffel Zimtpulver
- ☐ 3 Esslöffel Kaffeepulver, instant
- ☐ 4 Esslöffel Sojamilch
- ☐ 1 Messerspitze Kardamompulver
- ☐ 1 Messerspitze Nelkenpulver
- ☐ Kakaopulver, ungesüßt
- ☐ **Sojasahne**

Zubereitung

Als erstes das Kaffeepulver mit der Sojamilch und der Streusüße vermischen, in einen Topf geben und auf mittlerer Hitze solange erwärmen bis das Kaffeepulver sich vollständig aufgelöst hat.

Die Mischung aus dem Topf dann in eine Schüssel umfüllen und mit dem Sojajoghurt vermengen und solange ordentlich rühren bis sich eine einheitliche Masse ergibt.

Nach und nach den Zimt, das Vanillemark sowie das Kardamom- und Nelkenpulver mit dem restlichen Schüsselinhalt vermischen und immer wieder einmal abschmecken.

Die Creme auf Gläser verteilen und diese für mindestens 2 Stunden in den Kühlschrank stellen und erkalten lassen.

I. Beim Servieren die Kaffeecreme mit der Sojasahne und dem Kakaopulver garnieren.

CHIA BROT

Kalorien: 2077,3 kcal | Eiweiß: 53,8 g | Fett: 45,1 g | Kohlenhydrate: 350,5 g

Zubereitungszeit: 110 Minuten

Zutaten für ein Brot mit ca. 12 Scheiben:

300 Gramm Vollkornmehl | 200 Gramm Roggenmehl Typ 1150 | 1 TL Zucker | 1 Päckchen Trockenhefe | 1 TL Salz | 1/2 TL Cayennepfeffer | 1/2 TL Thymian | 70 Gramm Chiasamen | 380 ml Hafermilch

Zubereitung:

Alle Zutaten gut verrühren und für 30 Minuten rasten lassen. Eine Form mit den Maßen 30 cm x 12 cm mit Backpapier auslegen und den Teig einfüllen. Das Backrohr auf 180° Celsius aufheizen und das Brot bei Ober- und Unterhitze für 60 Minuten backen.

GEMÜSETOPF MAROKKANISCHER ART

Für: 4 Personen
Schwierigkeitsgrad: einfach
Dauer: 75 Minuten Gesamtzeit

Zutaten

2 Zwiebeln (ca. 100 g)
2 Knoblauchzehen
1 Stück Ingwer (ca. 20 g)
2 große Karotten (ca. 250 g)
1 Zucchini (ca. 300 g)
½ Blumenkohl (ca. 400 g)
8 Okraschoten (ca. 200 g)
2 EL Olivenöl
1 TL Kurkuma
1 EL Paprikapulver (edelsüß)
½ TL gemahlene Gewürznelken
1 EL gemahlener Kreuzkümmel
600 ml klassische Gemüsebrühe
1 Tütchen Safranfäden (0,1 g)
2 Lorbeerblätter
50 g Sultaninen
425 g Kichererbsen (in der Dose)
Salz, Pfeffer

Zubereitung

Zwiebeln schälen und in feine Scheiben schneiden. Knoblauch schälen und hacken. Ingwer schälen und auf einer Reibe fein reiben.

Zucchini, Blumenkohl und Karotten waschen und in lange Stücke schneiden. Blumenkohl in Röschen teilen. Okraschoten waschen und putzen. Das Gemüse in einer Schüssel mit 1 EL Öl mischen. Kurkuma, Paprikapulver, Nelke und Kreuzkümmel zugeben und unterrühren.
Den Rest des Öl in einem Schmortopf geben und erhitzen. Zwiebeln, Knoblauch und Ingwer darin 3–4 Minuten farblos andünsten.
Gemüse zugeben und 2 Minuten dünsten. Die Brühe zugießen und aufkochen. Safran, Lorbeerblätter und Sultaninen zugeben und zugedeckt unter gelegentlichem Rühren 15 Minuten bei kleiner Hitze garen.
Nun die Kichererbsen abtropfen lassen und durch einen Sieb mit kaltem Wasser abwaschen. Ca. 5 Minuten vor Ende der Garzeit in den Topf geben.
Marokkanischen Gemüsetopf mit Salz und Pfeffer würzen und heiß servieren.

MOUSSE AU CHOCOLAT

Für 2 Portionen
Zubereitungszeit: 10 Minuten
Schwierigkeitsgrad: leicht

Zutaten:
1 Banane, gefroren
2 reife Avocado
6 Datteln

3 Esslöffel Kakaopulver
1 Tasse Mandelmilch
1 Prise Salz

Zubereitung:
Alle Zutaten im Mixer pürieren und kaltstellen.

ZUPFKUCHEN

Dunkler Teig trifft auf helle Creme – der Leopardeneffekt ist vorprogrammiert. Ein veganer Zupfkuchen, der sicherlich jeden Geschmack trifft!

Schwierigkeitsgrad: leicht
Portionen: 12 Stücke
Zubereitungsdauer: 20 Minuten
Koch-/Backzeit: 45 Minuten
Ruhezeit: 90 Minuten

ZUTATEN

TEIG:
- ☐ 40 g Kakao, dunkler
- ☐ 100 g Zucker
- ☐ 120 g Margarine
- ☐ 200 g Mehl
- ☐ 1 Päckchen Backpulver

- ☐ 1 Päckchen Vanillinzucker
- ☐ ein wenig Sojamilch (Sojadrink) oder Hafermilch

CREME:
- ☐ 70 g Zucker
- ☐ 1 Becher Sojajoghurt, Natur
- ☐ 1 Päckchen Puddingpulver (Vanillegeschmack)
- ☐ 1 Päckchen Vanillezucker
- ☐ etwas Zitronensaft

Zubereitung

Damit beginnen die Zutaten für den Teig ohne die Beigabe von Milch mithilfe eines Mixers mit Knethaken zu einem glatten Teig verarbeiten. Sollte die Konsistenz zu trocken sein, so noch ein wenig Flüssigkeit untermischen bis sich die richtige Konsistenz ergibt um die Springform mit dem Teig auskleiden zu können.

Ein wenig des Teigs abnehmen um daraus später Krümel herzustellen, den übrigen Teig in die Springform geben und fest andrücken – dabei auch einen kleinen Rand formen. Die Springform mit dem Teig anschließend im Kühlschrank erkalten lassen.

Sobald der Teig etwa 50 Minuten im Kühlschrank erkaltet ist, den Backofen auf 160°C Umluft vorheizen und die Creme herstellen. Dafür alle Zutaten der Creme zu einer homogenen Masse verarbeiten – diese dann in die Springform füllen.

I. Den verbliebenen Teig zur Hand nehmen und daraus grobe Krümel zupfen. Die Krümel dann über der Creme verteilen und den Kuchen für rund 40 bis 45 Minuten im Backofen backen.

Auberginen Aufstrich

Kalorien: 133,8 kcal | Eiweiß: 4,4 g | Fett: 7,6 g | Kohlenhydrate: 11 g

Zubereitungszeit: 20 Minuten

Zutaten für vier Portionen:

1 Aubergine | 1 kleine rote Zwiebel | 1 Zehe Knoblauch | 2 EL Sesamöl | 2 EL Koriander gehackt | eine Messerspitze Ingwer gerieben | Salz | Pfeffer | eine Messerspitze Paprikapulver geräuchert

Zubereitung:

Die Auberginen und die Zwiebel halbieren und zusammen mit dem Knoblauch auf ein Backblech legen. Bei 200° Celsius und Ober- und Unterhitze für 10 Minuten backen. Aus dem Ofen nehmen, kurz auskühlen lassen und mit den restlichen Zutaten im

Mixer zu einem cremigen Aufstrich pürieren. Mit Salz und Pfeffer nach Bedarf abschmecken.

GEMÜSETAJINE UND APRIKOSENQUINOA

Portionen: 4 – VORBEREITUNG: **10 MINUTEN** – ZUBEREITUNG: **20 MINUTEN**   Gesund

Als Beilage eignet sich ganz gut Couscous oder Fladenbrot.

Kochen

- 1 TL Kokosöl
- 1 rote Zwiebel, gehackt
- 2 Knoblauchzehen, zerdrückt
- ½ Butternusskürbis, in große Stücke geschnitten
- 2 rote Paprikaschoten, gehackt
- 400g Dose Kichererbsen
- 500ml vegane Gemüsebrühe
- 1 TL

1) Öl in einer großen Pfanne erhitzen und Zwiebel 3 Minuten bei mittlerer Hitze braten. Knoblauch und Butternusskürbis hinzufügen und 7 Minuten weiter kochen.

2) Restliches Gemüse hinzufügen und 3 Minuten lang braten.

3) Kichererbsen, Tomaten und Brühe mit den Gewürzen hinzufügen.

4) Unbedeckt 30 Minuten köcheln

5) Währenddessen 750ml Wasser in einen kleinen Topf geben und

- gemahlener Zimt
- 1 TL gemahlener Kreuzkümmel
- 2 TL Kurkuma
- 2 TL Paprika
- Kleines Bündel Koriander, gehackt
- Kleines Bündel Minze, gehackt
- 280g Quinoa
- 80g getrocknete Aprikosen, gehackt
- 20g Mandelblättchen, geröstet
- 4 EL Tahini
- 2 TL Zitrone, fein gehackt und 2 TL Flüssigkeit
- 6 EL Mandelmilch

zum Kochen bringen.

6) Nach dem Kochen Aprikosen und Mandeln sowie eine Prise Salz unterrühren.

7) Um das Tahini Dressing zuzubereiten: Tahini, Zitrone und Mandelmilch verquirlen. Mit Salz würzen.

8) Quinoa mit der Tajine servieren und Tahini Dressing darüber träufeln

9) Mit Koriander und Minze servieren.

Pro Portion: Kalorien: 650; **Fett:** 20g; **Kohlenhydrate:** 80g; **Ballaststoffe:** 20g; **Protein:** 25g

GESUNDER HIMBEER-SMOOTHIE

Für: 1 Personen
Schwierigkeitsgrad: einfach
Dauer: 10 Minuten Gesamtzeit

Zutaten

150 g Himbeeren
100 g Erdbeeren
3-4 Kopfsalatblätter
2 frische Kapuzinerkresseblüten zum Garnieren
150 ml Wasser kalt

Zubereitung

Himbeeren und Erdbeeren verlesen, waschen und vorsichtig trockentupfen. Die Erdbeeren entstielen. Die Kopfsalatblätter waschen, trockenschütteln und in Streifen schneiden. Die Kapuzinerkresseblüten waschen und ebenfalls vorsichtig trockentupfen.

Himbeeren, Erdbeeren und Kopfsalatstreifen mit 150 Milliliter Wasser in den Mixer geben, aufmixen und je nach gewünschter Konsistenz pürieren. In Gläser füllen und mit den Kapuzinerkresseblüten garniert servieren.

MANGO CHUTNEY

Kalorien: 232,4 kcal | Eiweiß: 2,9 g | Fett: 8,8 g | Kohlenhydrate: 33,8 g

Zubereitungszeit: 20 Minuten

Zutaten für vier Portionen:

1 rote Zwiebel | 1 Zehe Knoblauch | 1 TL Kokosöl | 1 feste Mango | eine Messerspitze Currypulver | 1 Chili | 2 EL Limettensaft | 100 ml Gemüsebrühe | 1 EL Kokosraspel | 1 EL Koriander gehackt | Salz | Pfeffer

Zubereitung:

Zwiebel und Knoblauch klein würfeln und im Kokosöl goldbraun anbraten. Die Mango klein würfeln und hinzugeben, mit Curry abschmecken und mit der klein gehackten Chili würzen. Mit Limettensaft und Brühe aufgießen. Kokosraspeln und Koriander einrühren und alles für 15 Minuten köcheln lassen. Mit Salz und Pfeffer abschmecken.

www.ingramcontent.com/pod-product-compliance
Lightning Source LLC
Chambersburg PA
CBHW071829080526
44589CB00012B/965